Sonja Vogler

# Die richtige Ernährung bei Schuppenflechte (Psoriasis)

150 schmackhafte Kochrezepte für spürbar mehr Lebensqualität bei Schuppenflechte (Psoriasis)

Rainer Bloch Verlag

**Die richtige Ernährung bei Schuppenflechte (Psoriasis)**
150 schmackhafte Kochrezepte für spürbar mehr
Lebensqualität bei Schuppenflechte (Psoriasis)
Sonja Vogler
ISBN 978-3-942179-56-0
Rainer Bloch Verlag
1. Auflage, 15.02. 2020
Paperback, DIN-A5

Druck: SOL-Service GmbH, Westendstraße 5, 86529 Schrobenhausen

Impressum:

Rainer Bloch Verlag, Schwetzinger Str. 4, D - 69469 Weinheim,
Webseite: www.Bloch-Verlag.de, buch@bloch-verlag.de

Alle Angaben wurden mit Sorgfalt ermittelt und überprüft. Sie unterliegen jedoch Veränderungen. Deshalb kann für die Richtigkeit oder Funktionalität keine Gewähr gegeben, noch die juristische Verantwortung oder irgendeine Haftung übernommen werden. Gesundheitsfragen sollten immer individuell beantwortet werden, deshalb empfiehlt es sich, auch unter Berücksichtigung möglicher Nebenwirkungen, insbesondere vor einer Selbstmedikation immer einen Arzt zu befragen.

Es wird keine Verantwortung für die Inhalte der genannten Internetseiten sowie deren Verknüpfungen und Verweise zu anderen Internetseiten übernommen. Die Nennung, der in diesem Buch aufgeführten Internetseiten und Informationen erfolgt unter ausdrücklicher Missbilligung aller damit eventuell verbundenen Rechtsverletzungen.
Alle hier aufgeführten Informationen und Adressen sind öffentlich zugänglich. Deshalb distanzieren sich Herausgeber, Verlag und Autoren von allen Äußerungen, die im Sinne von §111 StGB verstanden werden könnten, dies ist weder beabsichtigt noch gewollt. Die Warenzeichen, Produktnamen und Firmennamen bzw. -logos der beschriebenen Programme, Unternehmen oder Produkte sind das Alleineigentum der jeweiligen Inhaber und werden von uns nur zu Informationszwecken genannt. Vervielfältigungen jeder Art, insbesondere Fotokopien, sind verboten.

**Dringende Empfehlung:** Lassen Sie sich vor jeder Unternehmung /Handlung von einem fachlich qualifizierten Arzt, Facharzt und/oder Heilpraktiker beraten. Arbeiten Sie auch im Ausland nur mit dort zugelassenen und praktizierenden Fachkräften wie Ärzten und geprüften Heilpraktikern mit entsprechenden Referenzen. Investieren Sie lieber etwas mehr Geld in eine ordentliche Behandlung. Wir empfehlen grundsätzlich bei allen gesundheitlichen Problemen die Konsultation eines Arztes. Begeben Sie sich in medizinische Behandlung und lassen Sie sich von erfahrenen Ärzten helfen. Alle Texte in dieser Publikation dienen nur der Information. Sie sollten nicht als Handlungsempfehlung verstanden werden. Nur fachlich qualifizierte Kräfte können Ihre Situation bzw. Ihren Gesundheitszustand korrekt einschätzen bzw. beurteilen und geeignete Empfehlungen aussprechen.

**Inhaltsverzeichnis**

# Vorwort

Hautkrankheiten wie die Schuppenflechte belasten Betroffene oft mehrfach. Zum einen haben die Patienten mit starkem Juckreiz und ständigen Schüben bzw. Entzündungen zu tun. Zusätzlich wird die Psyche durch Entstellungen sowie Ausschläge strapaziert. Kurz: Man sieht dem Erkrankten an, dass etwas nicht stimmt. Es erfordert viel Kraft und Mut, um den Alltag ohne depressive Verstimmungen durchzuhalten.

Irgendwann kommen aber diese Tiefs: Betroffene möchten sich dann einfach nur noch zurückziehen und sich quasi „verstecken". Manche meiden die Öffentlichkeit komplett. Selbstverständlich ist das keine Lösung, aber jeder Erkrankte macht diese Phasen durch.

Nichtbetroffene können sich nicht vorstellen, welche Leiden entstehen, wenn man dauerhaft mit juckenden Ausschlägen zu tun hat und keine Besserung in Sicht ist. Sowas strapaziert gehörig die Nerven. Medikamente verschaffen zwar kurzfristig Linderung, aber sobald man sich wieder im alten Trott befindet, kommen die Hauterscheinungen wieder.

*Letztendlich sollten grundlegende Änderungen in der Lebensweise und der Ernährung durchgeführt werden*, um den ewigen Kreislauf, der immer wieder aufflammenden Entzündungen beenden zu können. Mit der passenden Ernährungsweise kann dies gelingen, sofern genügend Disziplin und Durchhaltevermögen vorhanden sind. Eines ist klar: Sie benötigen einen starken Willen, müssen Verzicht üben können und den einmal eingeschlagen Weg ohne Abweichung verfolgen. Nur dann besteht Aussicht auf Erfolg!

# Was ist Schuppenflechte?

Schuppenflechte ist eine Autoimmunerkrankung und bis jetzt noch nicht heilbar. Sie kann aber gut behandelt werden. Eine Diagnose stellt der Hautarzt häufig schon beim ersten Blick auf die betroffenen Hautstellen. Diese sind meistens rot und enthalten die typischen silbrigen Schuppen.

Die Veranlagung zur Entwicklung der Krankheit liegt in den Genen. Es liegt also nicht an falschem Verhalten oder besonderen Maßnahmen, wenn diese Krankheit zu Tage tritt. Gewisse Auslöser wie Stress, Infektionen, psychische Belastungen oder Notlagen führen oft zum Ausbruch.

Wer diese Veranlagung nicht in sich hat, kann trotz Stress und weiterer Einflussfaktoren auch nicht an Schuppenflechte erkranken.

Patienten mit schwerer Schuppenflechte können drei bis vier Jahre früher versterben als gesunde Menschen. Dies liegt dann aber nicht an der Krankheit, sondern den möglichen Folgeerkrankungen.

Auslöser sind neben der genetischen Veranlagung mechanische Reize, Stress, Infekte und Alkohol. Regelmäßige Biertrinker sind besonders gefährdet. Das Immunsystem ist überaktiv und greift eigene Körperzellen an. Es kommt dann zu ständigen Entzündungsreaktionen, welche natürlich schädlich für den Körper sind. Daher werden zur Behandlung schwerer Formen auch Immunmodulatoren wie etwa MTX eingesetzt. Diese behindern die Bildung von Folsäure, welche die Zellen zur Zellteilung benötigen. So wird dann die Entzündungsreaktion gehemmt. Es kann aber durchaus einen Monat dauern, bis die gewünschte Wirkung erreicht wird. Zur Minderung von Nebenwirkungen erhalten Patienten oft Folinsäure.

Dabei gilt es stets zu bedenken, dass MTX in höheren Dosierungen auch gegen Krebserkrankungen mit entsprechenden Nebenwirkungen eingesetzt wird.

Eine Psoriasis-Arthritis kann auch auftreten. Besondere Anzeichen sind schmerzende, geschwollene Fingergelenke, Entzündungen der

Wirbelsäule und Entzündungen der Sehnenansätze. Die Gelenke können im Lauf der Zeit zerstört werden und versteifen.

Schuppenflechte ist bis jetzt nicht heilbar. Die Beschwerden können aber mit passendem Verhalten und entzündungshemmender Ernährung in den Hintergrund gedrängt werden.

## Achtung – Nehmen Sie Medikamente?

### *Folgende Medikamente können Schübe auslösen:*

- Blutdrucksenkende Medikamente (ACE-Hemmer, Betablocker, Kalziumkanalblocker)

- Statine (Zur Senkung des Cholesterins)

- Bestimmte Antibiotika (Makrolide)

- Antidepressiva

- Rheuma-Medikamente

# Die besten Stoffe für Ihren Körper bei Schuppenflechte

- Omega-3-Fettsäuren (z.B. frischer Fisch, Fischöl, Samen)

- Kalium (z.B. Bananen (Achtung: Histaminausschüttung möglich!), Nüsse, Hülsenfrüchte)

- Magnesium (z.B. Vollkornprodukte, Hülsenfrüchte)

- Vitamine (Gemüse, Obst)

- Alpha-Linolensäure (Nüsse, Walnüsse)

## Der Darm sollte nicht erschöpft sein

Ein Gleichgewicht der Bakterienstämme im Darm ist notwendig, um eindringende Keime abwehren zu können. Normalerweise dürfte das kein Problem für den gesunden Darm sein. Sollten aber schon Schädigungen durch Antibiotika, chronischen Stress, schwere Erkrankungen, Ovulationshemmer, Infektionen, Strahlenbelastungen oder langjährige falsche Ernährung vorliegen, kann der Darm krankmachende Keime nicht mehr optimal abwehren.

Die Folge:

Der Darm wird mit Keimen belastet, welche die nützlichen Bakterien bekämpfen. Krankheitserreger siedeln sich an und vermehren sich. Dann werden giftige Stoffwechselprodukte gebildet, mit denen die Leber Probleme hat bzw. strapaziert wird. Schließlich ist das Immunsystem überlastet, weil gegen viele Schädlinge gleichzeitig gekämpft werden muss. Das führt zu einer größeren Angriffsfläche für bösartige Zellen. Sollten diese gewinnen, kann Krebs ausbrechen.

Der Darm sollte daher stets mit wertvoller, vollwertiger Nahrung gepflegt werden. Essen Sie daher jeden Tag Rohkost (Vollkorn, Gemüse, Obst). Am besten teilen Sie sich die Zufuhr in fünf Portionen über den Tag ein. Zusätzlich sollten Sie sich auf entzündungshemmende Speisen konzentrieren. Zur Entlastung des Darms und der Leber gehört der Verzicht auf Alkohol, fette Speisen und weitgehend tierische Kost.


## Die Sonne nicht vergessen!

Die Haut sollte laut Meinung der Dermatologen möglichst wenig der Sonnenstrahlung ausgesetzt sein. Das ist völlig richtig, nur darf man die positiven Eigenschaften eines Sonnenbads nicht vernachlässigen, vor allem dann, wenn die Haut durch Entzündungen geplagt wird.
Neben der notwendigen Vitamin D - Bildung trägt die Sonne auch zur Minderung der entzündlichen Vorgänge auf der Haut bei. Natürlich soll hierbei keine Übertreibung stattfinden. Je nach Hauttyp muss die Aufenthaltsdauer in der Sonne abgestimmt werden.


## Die entscheidende Frage: Was tut mir gut?

Bei Hautkrankheiten wie der Schuppenflechte oder auch Neurodermitis gibt es bezüglich der Ernährung stets Ausnahmen. Der Eine verträgt keine Zitrusfrüchte, der Andere hat bei Milchprodukten Probleme.
Jeder Betroffene sollte herausfinden, welche Lebensmittel Schübe bei ihm auslösen. Das kann individuell unterschiedlich sein und die Recherche ist leider nur mit einem „Versuch und Irrtum-Spiel" möglich. In der Regel werden die meisten Patienten schon Ihre Erfahrungen mit dem Thema gemacht haben. Trotzdem: Schreiben Sie ein Ernährungstagebuch, damit weniger verträgliche Speisen

rasch identifiziert werden können. Darin notieren Sie genau, was Sie zu sich nehmen und welche Auswirkungen die Speisen auf Ihre Gesundheit bzw. Ihre Haut hatten bzw. welche Beschwerden danach auftraten.

## Alles ist möglich

Es müssen aber von Lebensmitteln keine Schübe ausgelöst werden. Manche Betroffene kennen absolut keine Probleme mit Lebensmittel.
Eine generelle Schuppenflechte Diät gibt es nicht. Allgemein ist nur festzustellen, dass entzündungshemmende Lebensmittel bevorzugt werden sollten. Alle Einflussfaktoren gegen die hartnäckige Entzündung im Körper sind im Kampf gegen diese Krankheit wertvoll und notwendig. Eine einseitige Ernährung ist nicht empfehlenswert.

Die energiereduzierte Ernährung kann bei aktuellen Schüben Linderung verschaffen. Dies wurde in einer Studie bestätigt. Patienten erhielten über den Zeitraum von vier Wochen eine Diät mit weniger Zufuhr von stark energetischen Lebensmitteln (Fleisch, Wurst etc.). Ebenfalls führte Fasten (über zwei Wochen) und anschließende vegetarische Ernährung über drei Wochen zu einer Reduzierung der Beschwerden.
<u>Durch den Verzicht auf tierische Produkte kam weniger Arachidonsäure in den Körper, was Entzündungen abklingen ließ.</u>

Die Konzentration auf pflanzliche Ernährung hat also durchaus Vorteile bei der Bekämpfung bzw. Behandlung dieser Krankheit.
Allerdings sollte auch berücksichtigt werden, durch einen eingeschränkten Ernährungsplan nicht zusätzlichen Stress auszulösen. Essen sollte immer Spaß bereiten und vor allem mit Genuss verbunden sein. Lassen Sie sich daher genügend Zeit und vermeiden Sie die schnelle Zufuhr von Nahrungsmitteln praktisch im Vorbeigehen. Das Gleiche gilt für Fast Food. Meiden Sie fertige

Imbiss-Gerichte oder den bekannten Fast-Food-Ketten. Die eine oder andere Abweichung können Sie sich durchaus leisten, aber es müssen Ausnahmen bleiben.

Bei Einladungen, Festen und besonderen Anlässen schlägt man schon mal gern „über die Stränge". Solange dies einmalige Ereignisse bleiben, besteht kein Grund zur Sorge. Wichtig: Machen Sie die Nahrungsaufnahme nicht zur „Ersatzreligion". Dann entsteht nämlich wieder Druck, den Sie unbedingt vermeiden sollten. Jegliche Form von Zwang schadet Ihnen.

## Die Psyche – ein nicht zu unterschätzender Faktor

Psychische Belastungen haben auf den Verlauf der Schuppenflechte einen großen Einfluss. Große Aufregung führt oft zu weiteren Schüben mit entsprechenden Folgen. Entspannung sorgt dagegen für Ruhe im Körper und dem Abklingen von entzündlichen Hauterscheinungen.

Neben der passenden Ernährung ist das regelmäßige Entspannungsprogramm absolut notwendig, um Erholungsphasen zu ermöglichen. Geeignet sind z.B. autogenes Training, Yoga und progressive Muskelentspannung. Auch der regelmäßige Spaziergang im Wald kann eine Quelle für nachhaltige Entspannung sein.

Umgeben Sie sich nicht mit „anstrengenden" Personen! Familienmitglieder oder Angehörige und Freunde sollten auf jeden Fall informiert werden, dass gute Ratschläge zwar willkommen sind, aber zu viel Fürsorge auch nerven kann. Was gut gemeint ist, kann den Betroffenen auch aufregen und für erneute Schübe sorgen. Aufgrund der Krankheit reagieren Patienten oft dünnhäutig. Das ist völlig normal und sollte kein Anlass zur verstärkten Sorge sein.

# Gegen Schuppenflechte ist ein Kraut gewachsen

Nutzen Sie die Kraft der Kräuter. Dabei ist die Konzentration auf entzündungshemmende Varianten sinnvoll. Bei Schuppenflechte kann z.B. reichhaltig Kamillentee genossen werden, der sich positiv auf Magen, Leber und Darm auswirkt. Ein überaktives Immunsystem kann mit Kamille beruhigt werden.

Auch ein gemischter Tee aus den folgenden Kräutern ist empfehlenswert: Schafgarbe (20 g), Schöllkraut (30 g), Ringelblume (30 g), Eichenrinde (10 g), Erdrauch (20 g), Weidenrinde (30 g), Brennesel (30 g), Wiesengeißbart (40 g).

Brühen Sie den Tee jeweils mit einem halben Löffeln dieser Mischung und trinken Sie bis zu 6 Tassen am Tag.

# Was soll ich denn essen?

***Folgende Lebensmittel eignen sich:***

Enthalten auch Omega-3-Fettsäuren, dadurch werden Entzündungen bekämpft.

- Naturreis
- Hafer
- Hirse
- Gerste
- Dinkel
- Lachs
- Seelachs
- Makrele
- Scholle
- Forelle
- Leinöl
- Walnussöl
- Rapsöl

- Avocado
- Apfel
- Birne
- Pfirsich
- Aprikose
- Brokkoli
- Spinat
- Knoblauch
- Heidelbeeren
- Himbeeren
- Sauerkirschen
- Papaya
- Mango

Die enthaltenen sekundären Pflanzenstoffe plus Vitamine und zusätzlichen Stoffe (Senföle, Flavonoide, Allicin, Karotinoide) versprechen Linderung.

• Granatapfel

Diese Frucht enthält sehr viele sekundäre Pflanzenstoffe.

• Datteln

Getrocknete Datteln erhalten Sie überall. Verspeisen Sie zwei bis drei Datteln pro Tag, dann ist der Kaliumbedarf gedeckt. Vorteil: Datteln können unkompliziert transportiert werden und verderben nicht so schnell. Einfach einstecken, mitnehmen und in der Arbeitspause essen.


## Empfehlenswerte Lebensmittel

Die Lebensmittel können bedenkenlos in Maßen konsumiert werden:

• Vollkornprodukte (Brot)
• Vollkornreis, Vollkornnudeln
• Haferflocken, Dinkel, Hirse, Buchweizen
• Kartoffeln

Vollkornprodukte aller Art senken das Risiko für Diabeteserkrankungen. Ballaststoffe wirken sich positiv auf die Blutfettwerte aus und vermeiden Blutzuckerspitzen. Blutfette können dadurch sogar gesenkt werden.

• Nüsse, Mandeln, Cashewkerne, Leinsamen, Hanfsamen, Sesamsamen. Nüsse senken den Cholesterinspiegel.

- Alle Arten von Obst
- Salate
- Karotten

- Kohl

Alle Kohlsorten wirken gegen Entzündungen im Körper.

- Gurke
- Zucchini
- Fenchel
- Brokkoli
- Blumenkohl, Rosenkohl, Rotkohl, Sauerkraut, Weißkraut

- Tomaten

In Tomaten ist das wichtige Lycopin enthalten. Gekochte Tomaten enthalten mehr Lycopin. Genießen Sie also oft Tomatenmark, Tomatensuppe o.ä.

- Spinat

Spinat enthält besonders viel Vitamin E und D.

- Mangold

Die enthaltenen Stoffe senken das Risiko für Entzündungen.

- Spargel
- Pilze
- Leinöl, Rapsöl, Olivenöl
- Sesamöl, Kokosöl

Pflanzliche Öle, wie oben genannt, wirken gegen Entzündungen im Körper und verbessern die Fließeigenschaften des Blutes.

- Zwiebeln
- Knoblauch
- Lauch

Zwiebeln, Knoblauch und Lauch wirken entzündungshemmend. Die enthaltenden Schwefelverbindungen können die Blutgerinnung positiv beeinflussen.

- Lachs

Durch den hohen Gehalt an Omega 3 Fettsäuren ist Lachs, wie auch andere Fischsorten, wie unten erwähnt, ein sehr wertvolles Lebensmittel für die Gesundheit des Körpers. Die reichlich vorhandenen Omega-3-Fettsäuren wirken gegen Entzündungen.

- Makrele, Hering, Sardinen, Scholle
- Kabeljau, Seehecht, Krebse, Hummer, Garnelen

- Hähnchenfleisch, Putenbrust,
- Rinderfilet, Wild, Kalbfleisch (sehr selten)

- Milch (mager), Magerquark, Naturjoghurt (fettarm), Buttermilch
- Frischkäse

- Wasser, Tee (nicht süß), Kräutertee, Kaffee nur in Maßen und möglichst ohne Koffein
- Schokolade (über 70% Kakao Anteil)

- Grüner Tee

Im grünen Tee finden sich Stoffe, die Blutgerinnsel vorbeugen können und die Elastizität der Adern fördern.

# Nicht empfehlenswerte Lebensmittel



Derartige Lebensmittel sollten nicht gegessen werden:

Weißbrot, Mischbrot, Brötchen, Milchbrötchen, Laugenstangen, weißer Reis, Hartweizennudeln oder Eiernudeln, Pommes, Kroketten, Pfannkuchen, Kartoffelbrei, Toastbrot, Knäckebrot, Süße Backwaren, Kekse, Eis, Chips, Flips, Nüsse (gesalzen), Obstkonserven mit Zucker, Schweinefett, Palmfett, Sonnenblumenöl, Fruchtsäfte, Mixgetränke, Süße (gezuckerte) Milchprodukte, Cola, Limonade, Energiedrinks, Schweinefleisch, Wurst, Bratwurst, Lyoner, Salami, Bockwurst, paniertes Fleisch

Achtung: Fettsäuren (Omega 6) und die Arachidonsäure im Fleisch fördern Entzündungen und Ablagerungen in den Gefäßen. Daher sollte Ihr Fleischkonsum sehr gering ausfallen. Wenn es Fleisch sein soll, dann kommen nur sehr magere Sorten (Rind, Huhn, Kalb, Wild) infrage. Generell ist es besser, auf Fleisch möglichst zu verzichten und mehr Fisch in den Speiseplan zu integrieren.

Süßigkeiten aller Art, Pudding, süße Joghurt, gezuckerte Fruchtjoghurt, Götterspeise

Zucker

Meiden Sie Zucker auf jeden Fall. Fruchtzucker in Maßen (Obst) ist in Ordnung. Zucker steht im Verdacht, bei der Entstehung vieler Krankheiten eine Rolle zu spielen.

Wir beschränken uns auch bei den Rezepten auf die gesunden Varianten. Wer sich an den veröffentlichen Rezepten orientiert, wird sich dauerhaft gesund ernähren und damit langfristig überschüssiges Gewicht verlieren bzw. Idealgewicht erreichen, Entzündungen bekämpfen bzw. lindern. Dann kann auch die Schuppenflechte langfristig bekämpft werden. Gegen eventuelle genetische Dispositionen können Betroffene kaum angehen, wohl aber deren Folgen lindern.

Dieser Prozess verläuft langsam, aber stetig.

*Es ist daher wichtig, nicht die Geduld zu verlieren, sondern dabei zu bleiben und durchzuhalten.*

Bitte beachten: Selbstverständlich gibt es keine Garantie auf Erfolg. Wenn Sie die empfohlene Ernährung aber dauerhaft zu sich nehmen, bestehen gute Chancen, Beschwerden zu lindern und Entzündungen im Körper auf längere Sicht eventuell sogar zum kompletten Abklingen zu bringen. Dieses Ziel kann durchaus erreicht werden.

Unabhängig von allen Empfehlungen sollten täglich 5 kleinere Portionen Gemüse und / oder Obst verzehrt werden.

## Rezepte für eine passende Ernährung gegen Schuppenflechte

Die Mengenangaben sind für jeden Konsumenten individuell anzupassen. Männer essen gewöhnlich andere Mengen, als Frauen.

Die Rezepte können jederzeit variiert oder auch ergänzt werden. Falls Sie gewisse Bestandteile nicht vertragen, können diese auch ausgetauscht oder ergänzt werden. Ansonsten: Würzen Sie nach Ihrem Bedarf. Wichtig: Salz dürfen Sie nur sehr sparsam verwenden. Mit Zimt und Kräutern dürfen Sie verschwenderisch umgehen. Bei dem Einsatz von Pfeffer sollten Betroffene erst einmal sparsam beginnen und dann langsam steigern.

# Das Frühstück – genug Kraft für den Tag

Das Frühstück soll Ihnen einen guten Start in den Tag ermöglichen und gleichzeitig dazu führen, dass nicht wieder sofort danach ein Hungergefühl entsteht. Es kommen selbstverständlich nur vollwertige Lebensmittel infrage.

Empfehlenswert sind Haferflocken, Buchweizen und Samen, welche die enthaltene Energie dem Körper fein dosiert über längere Zeit zur Verfügung stellen. Deshalb eignen sie sich auch für Diabetiker. Vorsicht ist bei fertigen Müsli-Mischungen angebracht, denn diese enthalten oft viel Zucker. Die Empfehlung lautet: Kaufen Sie lieber reine Produkte und mischen Sie dann selbst nach Bedarf. Das ist nicht nur günstiger, sondern auch gesünder.

Noch einmal: Essen Sie nur die oben empfohlenen Lebensmittel.

Auf keinen Fall dürfen Weißbrot, Brötchen, süße Hörnchen oder ähnliches regelmäßig auf den Tisch kommen. Der eine oder andere „Ausrutscher" ist nicht so tragisch. Aber: Weißmehl schadet langfristig dem empfindlichen Zusammenspiel der nötigen Bakterien im Darm.

Trinken Sie morgens eine halbe Stunde vor dem Frühstück ein Glas Wasser und / oder basischen Tee. Zu den Mahlzeiten sollten Sie nicht trinken, sondern davor und danach.

Ein gutes Frühstück besteht aus frischen Früchten, die Sie unbehandelt verzehren können und / oder Vollkornprodukten. So einfach ist das! <u>Übrigens: morgens sollten Sie Wasser trinken</u>. Am besten gewöhnen Sie sich daran, nach dem Aufstehen sofort ein Glas warmes Wasser zu trinken. Danach bereiten Sie ein Glas mit Grüntee zu, wobei natürlich auf die Herkunft des Tees geachtet werden muss. Auf keinen Fall sollten darin Pestizide zu finden sein.
Nach einer halben Stunde kann dann das Frühstück folgen.

# Frühstücksbrei mit Zimt

Zutaten (Zwei Personen)

8 EL Haferflocken
400 ml Wasser
1 Banane
1 Birne
1 TL Zimt
100 ml Sojamilch
Salz
1 TL Zimt

Die Haferflocken werden mit dem Wasser in einem kleinen Topf und wenig Salz kurz erhitzt. Die Banane schälen und klein schneiden. Die Birne wird gewaschen und ebenfalls klein geschnitten. Das Obst können sie mit den Haferflocken und dem Wasser mischen. Dann bitte Sojamilch darüber gießen, mit Zimt garnieren und servieren.

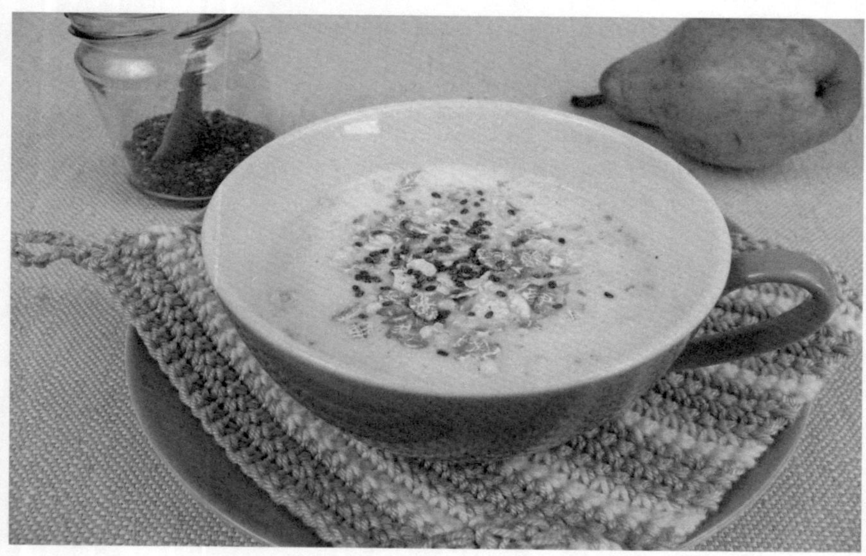

Zutaten (Zwei Personen)

1 Karotte
2 Äpfel
2 Birnen
1 EL Leinöl
1 EL Zitronensaft
1TL Zimt

Die Karotte schälen, waschen und klein hobeln. Den Apfel waschen und klein schneiden. Die Birnen werden ebenfalls gewaschen und klein geschnitten. Dann geben Sie alles zusammen in eine Schüssel und pürieren den Inhalt mit dem Pürierstab. Leinöl, Zitronensaft sowie Zimt dazu geben und noch einmal vermischen.

Zutaten (eine Person)

3 EL Magerquark
2 EL Milch
1 EL Leinöl
1 EL Weizenkeimöl
20 g Himbeeren
20 g Heidelbeeren

Geben sie alle Zutaten inklusive der gewaschenen Beeren in den Mixer und pürieren diese. Dann füllen Sie den Quark in zwei kleine Schüssel zum Servieren.

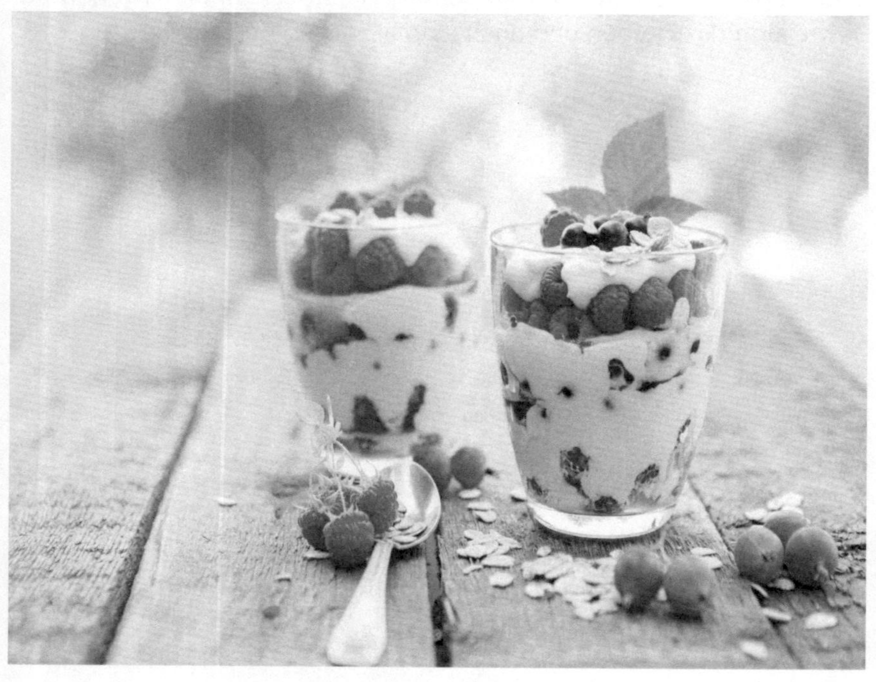

Zutaten (eine Person)

150 ml Sojamilch
100 ml Wasser
130 g Dinkelmehl
1 Ei
Rapsöl
1 Apfel

Den Apfel bitte waschen, schälen und klein schneiden.
Sämtliche Zutaten werden zu einem Teig verrührt, der eine halbe Stunde quellen muss. Dann kommt Öl in eine heiße Pfanne und die Pfannkuchen (vier Stück) werden gebacken. Achten Sie auf die Hitze in der Pfanne, diese darf nicht zu hoch sein, damit der Teig nicht anbrennt.

## Weintrauben Müsli

Zutaten (eine Person)

1 Apfel
25 g rote Weintrauben kernlos
4 EL Haferflocken
1 TL Mandelstifte
200 g Joghurt (1,5% Fett)

Den Apfel gründlich waschen und klein schneiden. Die Weintrauben werden ebenfalls gewaschen und geviertelt.
Dann geben Sie die Haferflocken, Mandelstifte, Joghurt, Apfel und Weintrauen in eine Schale und vermischen dies gut.

Zutaten (Eine Person)

1 Apfel
¼ Wassermelone
Eine Limette
25 g Mandeln
1 EL Leinöl
1 EL Zitronensaft
1TL Zimt

Den Apfel bitte waschen und klein schneiden. Die Wassermelone schneiden und in eine Schüssel geben. Dazu kommen der Apfel und die entkernte und geschnittene Limette. Mit dem Pürierstab fein pürieren. Die Mandeln werden klein gehackt. Danach streuen Sie die Mandeln ein und geben den Zitronensaft sowie Leinöl und Zimt dazu. Anschließend noch mal vermischen.

**Himbeere-Buchweizen-Mix**

Zutaten (Eine Person)

130 ml Buttermilch
160 g Himbeere
4 EL gepuffter Buchweizen
1 EL Leinsamen
1TL Hanfsamen

Die Himbeeren bitte überprüfen, waschen und in eine Schale geben. Dann geben Sie die Buttermilch hinzu und mischen den Buchweizen ein. Leinsamen und Hanfsamen wird dann darüber verstreut.

Zutaten (Eine Person)

200 g Dinkelmehl
½ Packung Trockenhefe
200 ml Sojamilch
160 g flüssige Margarine (ohne Milch)
Etwas Salz
Rapsöl
1 EL Frutilose

Mischen Sie alle Zutaten und rühren den Teig gut durch. Er muss noch 25 Minuten quellen. Dann stellen Sie das Waffeleisen an und streichen etwas Öl auf die Flächen (unten und oben). Wenn es erhitzt ist, geben Sie Teig ins Waffeleisen und Backen eine Waffel nach der anderen. Etwas abkühlen lassen und servieren.

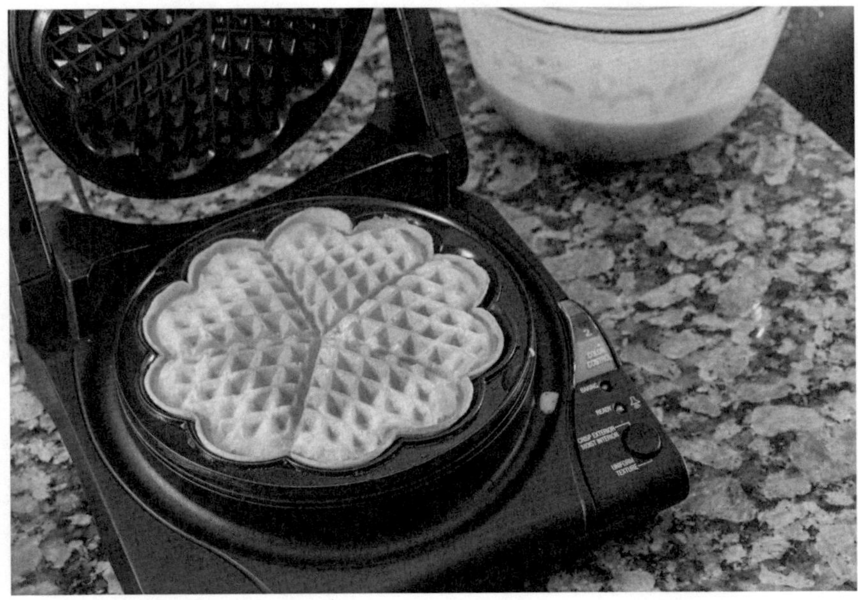

Zutaten (Eine Person)

2 Bananen
Eine Limette
150 g Sojajoghurt
1 EL Leinöl
1 EL Zitronensaft
20 g Hanfsamen

Die Bananen schälen und in kleine Stücke geschnitten in eine Schüssel geben. Dann schälen Sie die Limette und schneiden diese klein. Geben Sie alles zusammen in die Schüssel und pürieren Sie es. Dann Leinöl, Zitronensaft und den Hanfsamen dazu geben und noch einmal vermischen.

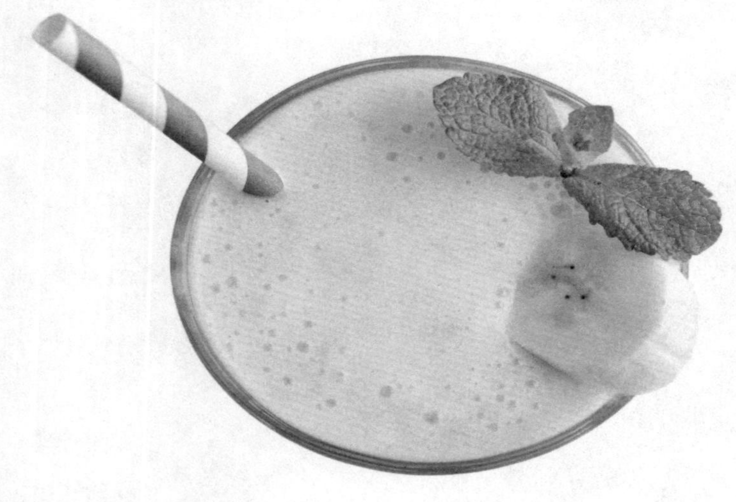

Zutaten (Eine Person)

1 Banane
1 Apfel
1 Birne
2 Mandarinen
150 g Sojajoghurt
1 EL Leinöl
20 g Hanfsamen
20 g Sesamsamen
10 g Leinsamen
1 TL Zimt
1 TL Curry

Den Apfel und die Birne waschen und klein schneiden. Die Mandarinen schälen und klein schneiden. Nun schälen Sie die Banane und schneiden diese in kleine Stücke. Jetzt geben Sie die Früchte in eine Schüssel und mischen diese gut durch. Dann kommen das Sojajoghurt und das Leinöl dazu. Den Hanfsamen, Sesamsamen und Leinsamen streuen sie darauf und vermischen noch einmal. Anschließend Zimt und Curry darüber streuen und servieren.

Zutaten (Eine Person)

150 g Quark (mager)
30 g Haferflocken
20 g Leinsamen
20 g Hanfsamen
2 EL Leinöl
1 EL Zitronensaft
1TL Zimt
2 Datteln

Den Quark mit Leinöl gut vermischen. Dann geben Sie Leinsamen und Hanfsamen dazu. Der Zitronensaft und die zuvor klein geschnittenen Datteln werden gut eingerührt. Anschließend noch mit Zimt bestreuen und servieren.

## Fruchtmix mit Gemüse

Zutaten (Eine Person)

1/2 Zucchini
2 Karotten
1 Apfel
1 Birne
100 g Heidelbeeren
100 g Himbeeren
150 g Sojajoghurt
1 EL Leinöl
1 EL Zitronensaft

Die Zucchini bitte waschen und in Scheiben schneiden. Dann wachen und schälen Sie die Karotte, die auch in kleine Stücke geschnitten wird. Den Apfel und die Birne waschen und klein schneiden. Apfel, Birne, Karotten und die Zucchini kommen in eine Schüssel und werden püriert.

Dann Sojajoghurt, Heidelbeeren und Himbeeren dazu geben und nur leicht vermischen. Es folgen Leinöl und Zitronensaft. Erneut leicht mischen, sodass die Beeren intakt bleiben.

## Polenta-Stückchen

Zutaten (zwei Personen)

200 g Maisgries
70 g Gouda
1 Liter Brühe (Gemüse)
Margarine (frei von Milch)

Den Gouda bitte fein reiben. Die Brühe bringen Sie in einem Topf zum Kochen und geben den Maisgries hinein. Dabei ist äußerste Vorsicht angebracht. Ständiges Rühren für etwa 5 Minuten ist Pflicht. Dann geben Sie den geriebenen Gouda dazu und lassen für etwa 15 Minuten bei geringer Temperatur stocken. Den Gries können sie auf einem Backblech ausstreichen. Mit einem Messer oder Formen werden kleine Stücke ausgestochen. Darüber setzten sie kleine Flöckchen mit Margarine und backen die Polenta Stückchen für etwa 12 Minuten bei 180 Grad im Backofen.

Zutaten (Eine Person)

60 g Haferflocken
40 g Joghurt (fettarm)
1 Apfel
60 ml Mandelmilch
30 g Heidelbeeren
20 g Mandeln
10 g Walnüsse
1 EL Leinöl
1 TL Zimt

Den Apfel gut waschen und klein schneiden. Die Haferflocken kommen mit dem Joghurt und der Mandelmilch in eine Schüssel und werden gut vermischt. Die Mandeln und Walnüsse werden in kleine Stücke zerhackt und dann eingestreut. Anschießend geben Sie Leinöl, die Heidelbeeren und Zimt dazu. Noch einmal vermischen und dann frisch servieren.

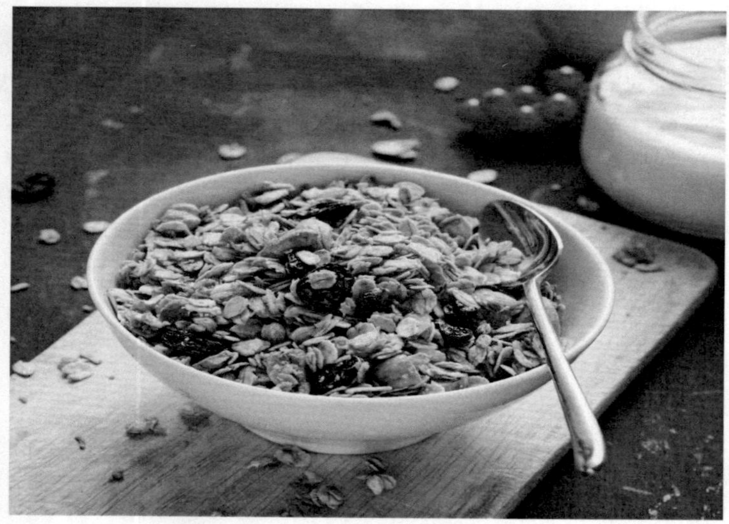

Zutaten (Eine Person)

50 g Haferflocken
40 g Joghurt (fettarm)
1 Birne
60 ml Mandelmilch
30 g Himbeeren
20 g Cashewkerne
1 EL Leinöl
1 TL Zimt

Die Haferflocken werden einen Tag zuvor in Wasser eingelegt. So sind diese besser bekömmlich und können auch von Personen genossen werden, deren Magen-Darm-Trakt sonst Probleme bereitet.
Die Himbeeren bitte gut waschen. Die Birne wird ebenfalls gewaschen und klein geschnitten. In einer Schüssel mischen Sie die Haferflocken, Joghurt, Birne und die Mandelmilch. Dann geben Sie die Himbeeren, die zerkleinerten Cashewkerne und das Leinöl dazu. Zum Schluss mit Zimt ergänzen und noch einmal vermischen.

Zutaten (Eine Person)

50 g Haferflocken
40 g Joghurt (fettarm)
50 g Kokosflocken
30 ml Mandelmilch
1EL Zitronensaft
1 Mandarine
20 g Hanfsamen
1 EL Leinöl
1 TL Zimt

Die Mandarine schälen und klein schneiden. Die Haferflocken, Joghurt, Mandelmilch, Mandarine und die Kokosflocken in eine Schüssel geben, dann gut vermischen.
Geben Sie Zimt, Leinöl und den Zitronensaft dazu. Anschließend noch einmal vermischen. Zum Schluss den Hanfsamen über dem Müsli verstreuen. Falls Sie Probleme bei der Verdauung haben, können die Hafer-flocken auch stark reduziert werden.

Vollkorn-Avocado-Brot

Zutaten (Eine Person)

1Scheibe Vollkornbrot
½ Avocado
1EL Zitronensaft
10 Schnittlauch
1 EL Leinöl

Die Avocado mittig aufschneiden und mit dem Löffel Fruchtfleisch entnehmen. Das Vollkornbrot mit Leinöl bestreichen. Darauf kommen nun die Avocadostückchen die noch mit Zitronensaft beträufelt werden. Schließlich schneiden Sie noch den Schnittlauch klein und verstreuen diesen auf den Avocadostückchen.

Vollkornbrot mit Pute

Zutaten (Eine Person)

1 Scheibe Vollkornbrot
1 EL Frischkäse
1 Tomate
30 g Putenbrust geräuchert
Pfeffer
Basilikum

Streichen Sie den Fischkäse auf das Brot. Die Putenbrust kommt mit der in Streifen geschnittenen Tomate auf das Brot. Dann wird noch mit etwas Pfeffer gewürzt und mit Basilikum garniert.

Zutaten (Eine Person)

150g Haferflocken
100 ml Mandelmilch
1 Naturjoghurt (fettarm)
20 g Walnüsse
10 g Mandeln
20 g Cashewkerne
1EL Leinöl
1 TL Zimt
10 g Sesamsamen

Die Haferflocken kommen mit den zerhackten Walnüssen, Mandeln und Cashewkernen in eine Schüssel. Dann geben Sie die Mandelmilch und das Naturjoghurt dazu. Alles gut vermischen. Es folgen Leinöl und Zimt. Anschließend noch einmal vermischen. Zum Schluss noch den Sesamsamen darüber verstreuen und servieren.

**Früchtemüsli**

Zutaten (Eine Person)

200 g Haferflocken
½ Pfirsich
1 Aprikose
1 Naturjoghurt (1,5 % Fett)
40 ml Sahne
½ Apfel
1TL Zimt

Den Pfirsich und die Aprikose waschen und klein schneiden. Der Apfel wird klein gerieben. Nun kommen Pfirsich, Aprikose und der geriebene Apfel in eine Schüssel. Dann werden der Naturjoghurt und die Sahne dazu gegeben. Alles gut vermischen. Anschließend wird der Zimt noch hinzugefügt und vermischt.

## Pfirsich-Joghurt

Zutaten (Eine Person)

100 g Pfirsiche
100 g Aprikosen
200 g Joghurt (1,5 % Fett)
20 g Zimt
20 g Haferflocken
1 TL Zitronensaft
20 g Sesamsamen

Die Pfirsiche und Aprikosen gut waschen und in sehr kleine Stücke schneiden. Dann alles zusammen mit Haferflocken in eine Schüssel geben und den Joghurt unterrühren. Nun den Zitronensaft hineingeben. Anschließend mit dem Sesamsamen noch einmal vermischen und servieren.
Diese erfrischende Zwischenmahlzeit eignet sich auch, wenn mal keine Lust auf übliche Nahrung aufkommt.

Zutaten (Eine Person)

100 g Birne
100 g Apfel
200 g Joghurt (1,5 % Fett)
20 g Zimt
20 g Haferflocken
1 TL Zitronensaft
20 g Sesamsamen
10 g Hanfsamen

Die Birne und den Apfel bitte waschen und klein schneiden.
Dann geben Sie das Obst zusammen mit Haferflocken in eine Schüssel. Den Joghurt bitte unterrühren. Nun den Zitronensaft hineingeben. Anschließend mit dem Sesamsamen und Hanfsamen noch einmal vermischen und servieren.

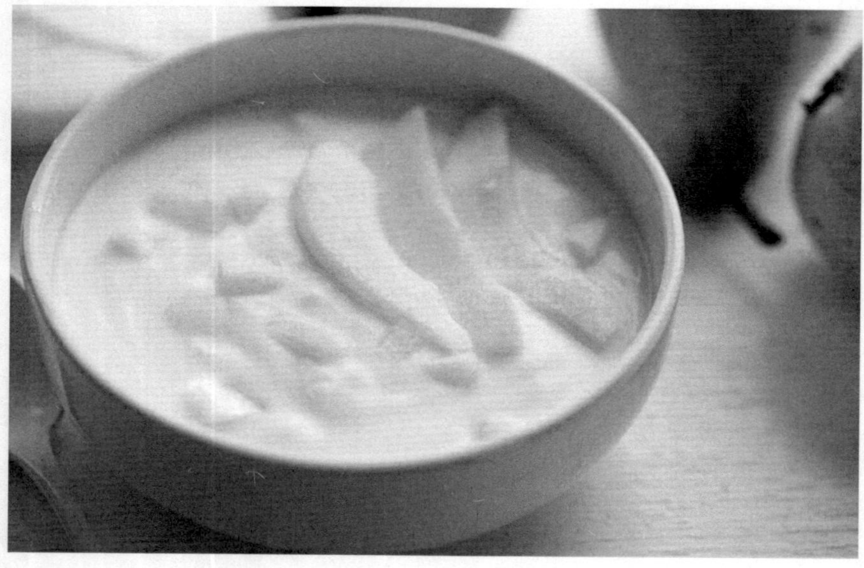

Zutaten (Eine Person)

100 g Erdbeere
100 g Kiwi (Gold)
200 g Joghurt (1,5 % Fett)
20 g Zimt
20 g Haferflocken
1 TL Zitronensaft
20 g Sesamsamen
10 g Hanfsamen

Die Erdbeeren bitte gut waschen und klein schneiden. Die Kiwi halbieren Sie und schälen die Frucht mit einem Löffeln aus.
Dann geben Sie alles zusammen mit dem Joghurt in eine Schüssel. Zimt, Haferflocken, Zitronensaft dazu geben und vermischen. Anschließend streuen Sie noch den Hanfsamen und den Sesamsamen ein. Noch einmal gut vermischen und servieren.

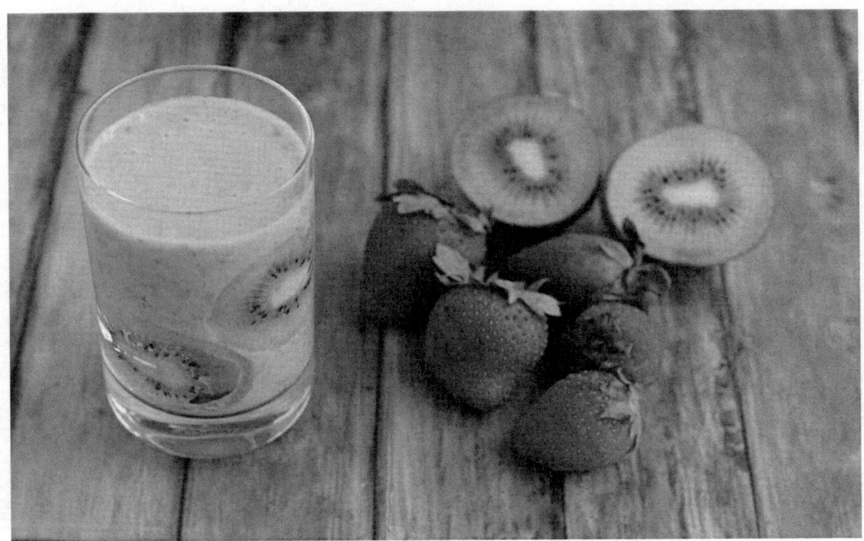

Zutaten (Eine Person)

1 Scheibe Vollkornbrot
1 kleine Gurke
Senf
10 g Schnittlauch
½ TL Meerrettich

Die Gurke bitte waschen und in Scheiben schneiden. Das Vollkornbrot bestreichen Sie mit Senf und legen dann die Gurkenscheiben darauf. Anschließend mit Schnittlauch bestreuen, mit Meerrettich garnieren und servieren.

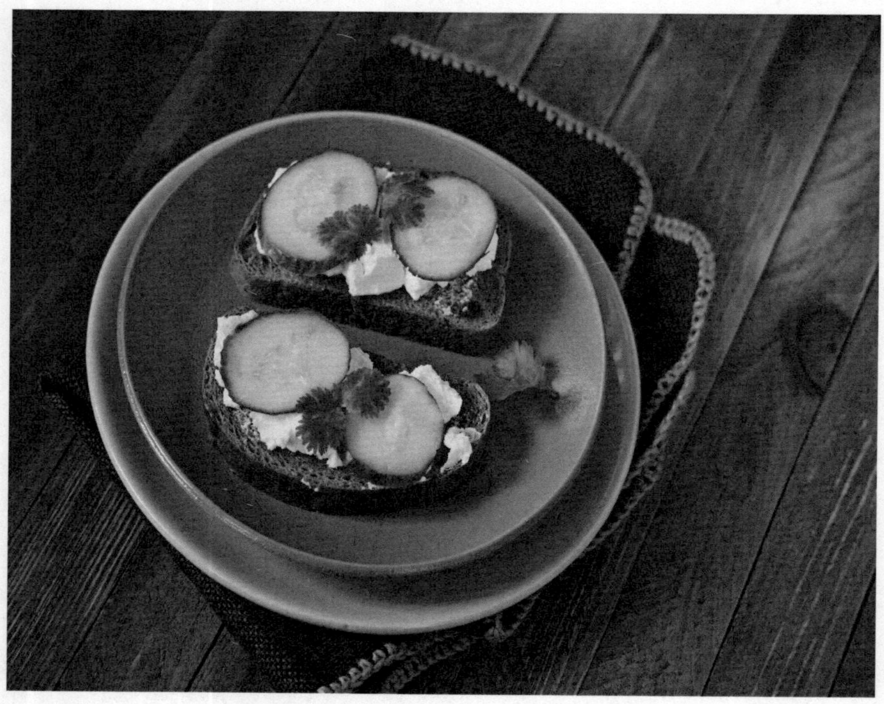

Zutaten (Eine Person)

100 g Himbeeren
100 g Wassermelone
200 g Joghurt (1,5 % Fett)
20 g Zimt
20 g Haferflocken
1 TL Zitronensaft
20 g Sesamsamen
10 g Hanfsamen

Die Himbeeren bitte gut waschen und in Hälften schneiden. Die Melone aufschneiden und das Fruchtfleisch mit einem Löffel ausschälen. Geben Sie das Obst zusammen mit dem Joghurt in eine Schüssel. Dann kommen Zimt, Zitronensaft, Haferflocken dazu und werden mit dem Obst und dem Joghurt vermischt.
Den Hanfsamen und Sesamsamen bitte einstreuen und noch einmal vermischen.

## Vollkornbrot mit Avocado und Kresse

Zutaten (Eine Person)

1 Scheibe Vollkornbrot
1 Avocado
1EL Senf
1 EL Zitronensaft
10 g Schnittlauch
10 g Kresse

Das Vollkornbrot mit Senf bestreichen. Die Avocado bitte aufschneiden, schälen und in Scheiben schneiden, die Avocadoscheiben
werden auf das Brot gelegt. Etwas Zitronensaft auf die Avocado
streuen und den gewaschenen Schnittlauch sowie die Kresse darüber
geben.

## Vollkornbrot mit Tomaten

Zutaten (Eine Person)

Eine Scheibe Vollkornbrot
2 kleine Tomaten
Senf
10 g Schnittlauch

Die Tomaten bitte waschen und in Scheiben schneiden. Das Vollkornbrot bestreichen Sie mit Senf und legen dann die
Tomatenscheiben darauf. Anschließend mit Schnittlauch bestreuen.

# Vollkornbrot mit Banane

Zutaten (Eine Person)

1 Scheibe Vollkornbrot
1 Banane
1 TL Leinöl
1 EL Zitronensaft
½ TL Zimt

Das Vollkornbrot bestreichen Sie mit Leinöl. Die Banane bitte schälen und in Scheiben schneiden, diese kommen auf das Brot. Etwas Zitronensaft auf die Banane streuen und den gewaschenen Schnittlauch sowie Zimt darüber geben.

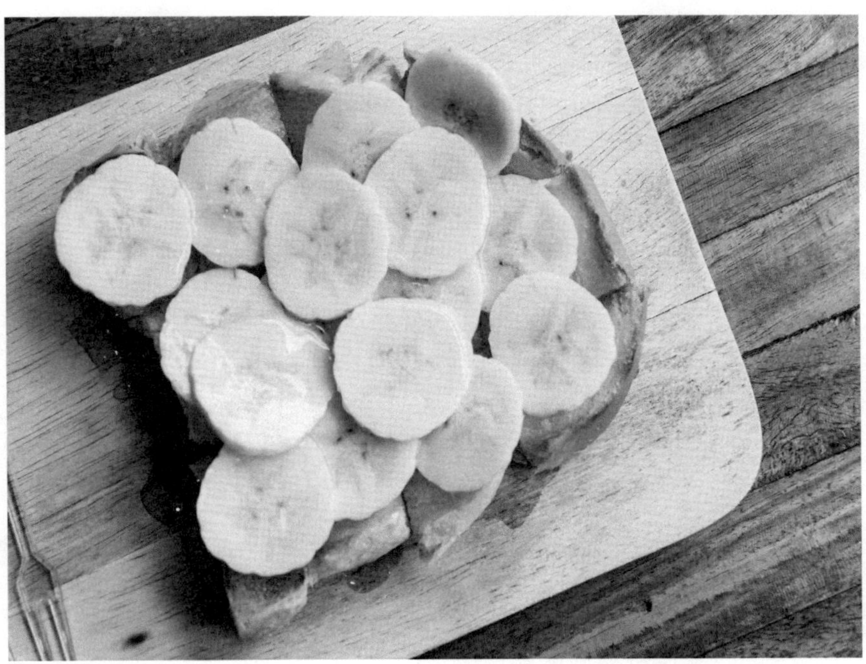

# Hauptgerichte

„Ausgewogen und möglichst frisch zubereitet" sollte das Motto sein. Ab und zu sind kleine Sünden erlaubt. Der Fokus liegt aber auf den bereits oben genannten, empfehlenswerten Lebensmitteln, die in Kombination mit guten Gewürzen eingesetzt werden. Dabei spielt Abwechslung eine große Rolle.

Ihr Körper wird sich innerhalb kurzer Frist auf die neue Ernährungsweise einstellen.

Wichtig: pflanzlich, leicht, verträglich, entzündungshemmend und ballaststoffreich. Mit dieser Kombination erreichen Sie Ihr ideales Gewicht, schonen damit den Kreislauf, senken den Blutdruck und optimieren den Stoffwechsel.

*Bei allen Rezepten mit Salz ist es wichtig, möglichst wenig davon zu verwenden.* Etwa eine halbe Stunde vor dem Essen sollten Sie jeden Tag ein Glas mit Granatapfelsaft trinken. Dieser Saft ist bei der Senkung des Blutdrucks hilfreich.

Zutaten (Zwei Personen)

40 g rote Linsen
4 Zwiebeln
1 Bund Rucola
5 Radieschen
1 Birne
2 EL Senf
Salz
Pfeffer
100 ml Gemüsebrühe
3 EL Olivenöl
3 EL Balsamessig
Essig
10 g Kresse
10 g Petersilie

Zuerst kochen Sie die roten Linsen in einem Topf mit Wasser weich. Das dauert etwa 15 bis 20 Minuten. Die Linsen werden mit Essig, Olivenöl, Salz und Pfeffer mariniert. Dann zerkleinern Sie die Kresse und Petersilie. Die Zwiebeln werden geschält und in kleine Scheiben geschnitten. Die Radieschen bitte waschen und in kleine Stücke schneiden. Natürlich muss die Birne auch gewaschen werden. Diese schneiden Sie danach in kleine Spalten.
Geben Sie die Gemüsebrühe, Balsamessig Senf und das Olivenöl in eine Schüssel und vermischen alles. Dann kommt alles in die Schüssel und wird noch einmal vermischt. Anschließend mit wenig Salz und Pfeffer würzen und ein paar Minuten ziehen lassen.

Zutaten (Zwei Personen)

150 g Karotten
100 g Sellerie
400 g Tomaten
2 EL Rapsöl
200 g Vollkorn Nudeln (die Form ist egal)
1 Zwiebel
1 Knoblauch Zehe
4 Stiele Basilikum
Kräuter
Etwas Schnittlauch
Tomatenmark
Petersilie
Salz
Pfeffer
Paprikapulver
20 g Parmesan Käse gerieben

Das Gemüse bitte ausgiebig waschen und klein schneiden. Die Zwiebel schälen und klein würfeln. Die Knoblauch Zehe auch schälen sowie klein schneiden.

Dann geben Sie etwas Rapsöl in eine Pfanne und dünsten die Zwiebel und Knoblauch an. Das Gemüse kommt dann hinzu und wird leicht gedünstet. Kräuter, Salz und Pfeffer bitte dazu geben. Das Tomatenmark wird anschließend eingerührt. Die Pfanne bitte zudecken und für 12 Minuten stocken lassen.

Die Nudeln werden für ungefähr 15 Minuten im Salzwasser gekocht. Basilikum waschen und die abgetrennten Blätter schneiden. Sobald die Nudeln fertig sind, werden dies abgeschüttet und in zwei Teller gegeben. Danach folgt das Gemüse aus der Pfanne plus Basilikum und dem geriebenen Parmesan Käse.

Zutaten (Eine Person)

350 g Speisekürbis
4 EL Olivenöl
1 EL Rapsöl
240 g Grünkern
100 g Rucola
1 Apfel
1 Zitrone
Pfeffer
Salz
2 TL Senf
Kräuter nach Wahl

Den Kürbis putzen, waschen und in kleine Stücke schneiden. Der Grünkern wird in einem Topf mit Salzwasser für etwa 25 Minuten gekocht. In einer Pfanne mit einem EL Rapsöl braten Sie die Kürbisscheiben leicht an. Dann mit Salz und Pfeffer würzen.

Der Rucola wird gut gewaschen, zerteilt und in eine Schüssel mit Olivenöl (4 EL), Senf und Zitronensaft vermischt. Ebenfalls bitte mit Salz und Pfeffer nachwürzen. Den Apfel bitte waschen und in kleine Stücke zerteilen. Nun geben Sie Grünkern, Kürbis in die Schüssel mit dem Rucola und mischen gut durch. Wer noch etwas mehr „Inhalt" wünscht, kann gern noch etwas gepufften Buchweizen einstreuen und erneut mischen.

Zutaten (Zwei Personen)

2 Hähnchenbrustfilets
300 g Karotten
200 g Sellerie
150 g Lauch
2 EL Rapsöl
Pfeffer
Salz
Schnittlauch
Petersilie
300 g Kartoffeln

Das Gemüse wird gewaschen, geschält (außer Sellerie) und in feine Streifen geschnitten. Es kommt zum kurzen Dünsten in den Dampfgarer. Das Fleisch wird ebenfalls gewaschen und getrocknet. Dann können Sie es mit Öl einstreichen und in der Heißluftfritteuse bei 180 Grad für ca. 30 Minuten erhitzen.
Währenddessen kochen Sie die zuvor geschälten und geteilten Kartoffeln im Topf mit Salzwasser für etwa 30 Minuten.
Danach werden die Kartoffeln in einer Pfanne mit Öl kurz angebraten. Das Gemüse auf zwei Teller verteilen, die Kartoffeln dazu geben und die Hähnchenbrust mit Petersilie und Schnittlauch bestreuen. Gewürzt wird dann noch mit Pfeffer und Salz.

Zutaten (Zwei Personen)

2 gelbe Paprika
2 rote Paprika
1 Zucchini
1 Apfel
1 Karotte
1 Aubergine
6 EL Balsamessig
6 EL Olivenöl
1 Zehe Knoblauch
Salz
Pfeffer
30 g Rucola
Thymian
20 g geriebener Käse

Zuerst muss das Gemüse ausgiebig gewaschen werden. Dann schneiden Sie die Paprika in kleine Streifen. Die Karotte und die Zucchini werden in Scheiben geschnitten. Die Aubergine schneiden Sie ebenfalls in Scheiben und dünsten diese mit Öl leicht in der Pfanne an. Danach geben Sie das andere Gemüse hinzu und braten es für etwa 10 Minuten an. Salz, Pfeffer und den zerdrückten Knoblauch gegen Sie dazu und vermischen alles in der Pfanne. Nach 5 Minuten legen Sie den Thymian darauf.
Dann kommt das Gemüse in eine Auflaufform. Mit Balsamessig, Olivenöl, Salz und Pfeffer wird es noch mariniert. Den gewaschenen Rucola legen Sie mit dem Käse auf das Gemüse und richten an.

Zutaten (zwei Personen)

250 g Forellenfilets
150 ml Gemüsebrühe
200 g Kartoffeln
200 g Karotten
150 g Paprika (rot)
Zitronensaft
Salz
Pfeffer
Rapsöl

Die Kartoffeln bitte schälen, klein schneiden und in einem Topf mit Salzwasser für etwa 15 Minuten kochen. Das Gemüse waschen, klein schneiden und in einer Pfanne mit Öl andünsten und danach mit Schnittlauch garnieren. Die Forellenfilets werden gewaschen, getrocknet, mit Zitronensaft verfeinert und dann mit Pfeffer und Salz gewürzt. Anschließend werde diese in einer Pfanne mit der Gemüsebrühe für etwa 15 Minuten gedünstet. Dann wird alles auf zwei Tellern serviert.

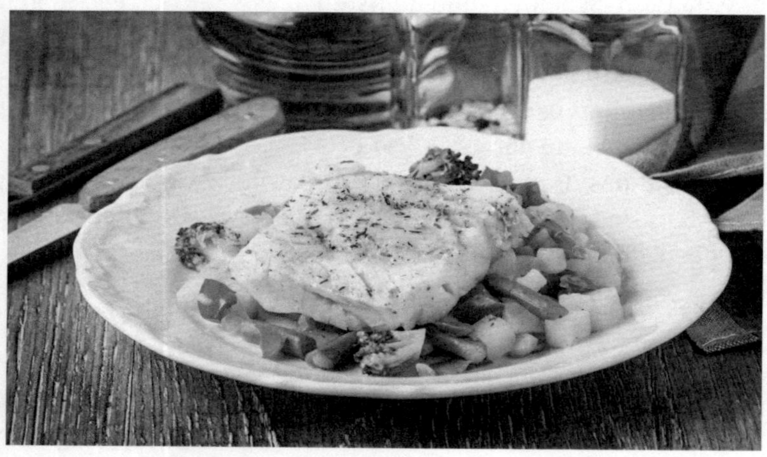

Zutaten (zwei Personen)

1 Zwiebel
150 g Sellerie
1 rote Paprikaschote
1 Zehe Knoblauch
100 g Möhren
250 g Tomaten
180 g Vollkorn Nudeln
1 EL Rapsöl
Paprika
Salz
Pfeffer
Basilikum
1 TL Tomatenmark
15 g Parmesan
5 g italienische Kräuter

Die Zwiebel bitte schälen und klein schneiden. Die Paprika wird gewaschen und in kleine Würfel geschnitten. Sellerie waschen und klein schneiden. Die Möhren werden geschält, gewaschen und gewürfelt. Tomaten bitte waschen und würfeln. Den Knoblauch bitte schälen und klein schneiden. Nun geben Sie Rapsöl in eine Pfanne und dünsten die Zwiebel und den Knoblauch leicht an. Danach kommen Paprika, Sellerie, Möhren, Tomaten und etwas Tomatenmark in die Pfanne und werden kurz angebraten. Dabei mit Pfeffer, Paprikapulver und Salz würzen. Dann die Pfanne für etwa 15 Minuten zudecken. Die Vollkornnudeln werden in einem Topf mit Salzwasser für etwa 10 Minuten gargekocht. Das Basilikum bitte waschen und zupfen. Der Parmesan wird kurz gehobelt. Dann geben Sie die Nudeln in die Teller und die Gemüsebolognese kommt darüber. Anschließend streuen Sie die Basilikum Blätter darüber und garnieren das Gericht mit Parmesan Käse.

Zutaten (Zwei Personen)

3 Zucchini
200 g Seelachsfilets
2 EL Olivenöl
1 Avocado
Zitronensaft
Sesamsamen
Pfeffer
Salz

Die Zucchini waschen und dann längs in Nudelform klein schneiden. Die Seelachsfilets zerkleinern, mit Pfeffer und Salz würzen und in der Heißluftfritteuse bei 160 Grad mindestens für 25 Minuten garen. Dann die Zucchinistreifen mit Salz in einem Topf für etwa 3 Minuten kochen.
Die Avocado aufschneiden, entkernen und mit einem Löffel das Fruchtfleisch herausholen. Den Lachs zusammen mit den Zucchinistreifen anrichten. Avocado mit Zitronensaft mischen und servieren. Den Sesamsamen über das Gericht streuen.

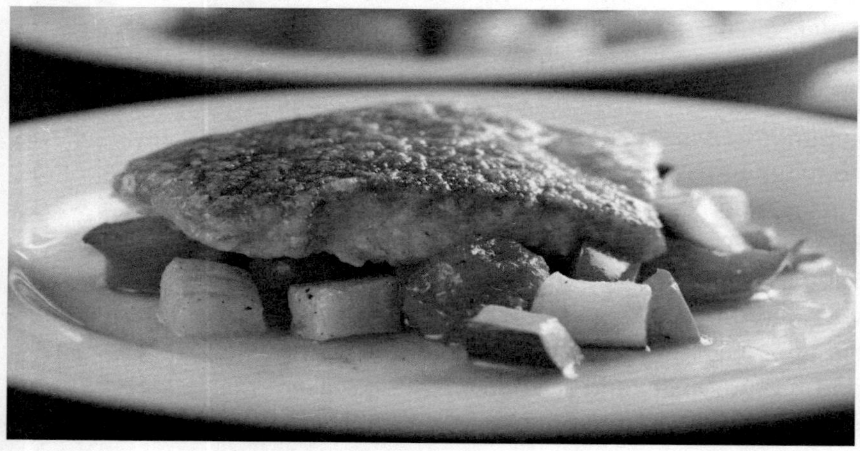

Zutaten (Zwei Personen)

600 g Kartoffeln
2 Zehen Knoblauch
3 EL Olivenöl
2 Paprika
1 Zwiebel
Salz
Pfeffer
Petersilie

Die Paprika waschen und in Streifen schneiden.
Die Kartoffeln bitte schälen, in einem Topf mit etwas Salz für etwa 20 Minuten kochen und klein schneiden. Dann kommen diese in eine Pfanne mit Olivenöl, das zuvor erhitzt wurde. Den Knoblauch schälen und klein schneiden. Das Gleiche geschieht mit der Zwiebel. Wenn die Kartoffeln etwas braun sind, kommen Knoblauch, Zwiebel, Paprika, Salz und Pfeffer dazu.

Zutaten (Zwei Personen)

2 Seelachsfilets
150 g Lauch
400 g Tomaten
1 Zucchini
2 EL Rapsöl
2 EL Zitronensaft
Pfeffer
Salz
Schnittlauch
1 Birne
20 g Hanfsamen
½ TL Senf

Das Gemüse bitte waschen und klein schneiden. Es kommt danach in eine Pfanne mit Öl und wird mit Pfeffer und Salz gewürzt sowie leicht gedünstet. Die Birne bitte waschen und in kleine Scheiben schneiden. Der Fisch wird mit Öl bestrichen, mit Pfeffer und Salz gewürzt und in der Heißluftfritteuse bei 200 Grad für etwa 25-30 Minuten gegart. Auf den Fisch geben Sie Zitronensaft, etwas Senf und richten die zwei Teller mit dem Gemüse an. Darauf verstreuen Sie noch Schnittlauch, Hanfsamen und Petersilie.

Zutaten (Zwei Personen)

3 Kartoffeln
300 g Fisch (nach Wahl Lachs, Seelachs)
1 Zitrone
2 Zwiebeln
15 g Petersilie
15 g Dill
1 Ei
Pfeffer
Salz
3 EL Rapsöl
1 Becher Naturjoghurt (1,5% Fett)

Die Kartoffeln werden geschält und in einem Topf mit Salzwasser für 30 Minuten gekocht.

Dann zerdrücken Sie die Kartoffeln zu einer Masse. Der Fisch wird sehr klein geschnitten. Die Zwiebeln werden geschält und klein geschnitten. Dann raspeln Sie die Zitrone. Nun kommt alles in eine Schüssel und wird zu 6 – 8 Frikadellen geformt. Stellen Sie eine ausreichend große Pfanne mit Rapsöl auf den Herd und braten Sie die Frikadellen etwa 7 Minuten pro Seite an. Zum Schluss servieren Sie die Frikadellen mit dem Joghurt.

Zutaten (Zwei Personen)

300 g Tofu
3 Tomaten
2 Zehen Knoblauch
80 g Lauch
1 Zucchini
Pfeffer
Salz
Thymian
2 EL Walnussöl

Den Tofu trocknen lassen und in Scheiben schneiden. Knoblauch schälen und klein schneiden. Die Tomaten und der Lauch werden gewaschen und in Würfel bzw. kleine Scheiben geschnitten. Die Zucchini bitte waschen und in Scheiben schneiden. Alles kommt in eine flache Schüssel oder Form, wird mit Öl bestrichen, mit Salz und Pfeffer gewürzt, mit Thymian bestückt und im Ofen bei 180 Grad für 25 Minuten gebacken. Als Ergänzung dazu eignet sich Vollkornbrot.

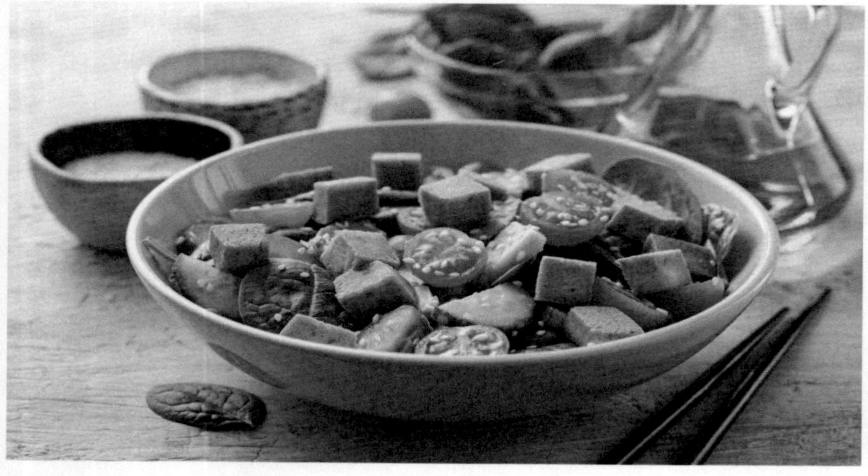

Zutaten (Zwei Personen)

250 g Farro (Dinkel)
1 EL Salz
500 ml Wasser
4 Zwiebeln
Frische Petersilie
1 Zitrone
70 g getrocknete Kirschen
50 g Pekannüsse
4 EL Olivenöl
¼ TL Pfeffer
80 g Schafskäse

Die Pekannüsse leicht in der Pfanne anrösten. Farro 40 Minuten in Salzwasser kochen. Dann abschütten, abkühlen lassen und in einer Schüssel mit Zitronensaft, den Pekannüssen, fein geschnittenen Zwiebeln, Petersilie, den getrockneten Kirschen und dem Olivenöl vermischen. Anschließend geben Sie den Schafskäse dazu und würzen mit Pfeffer.

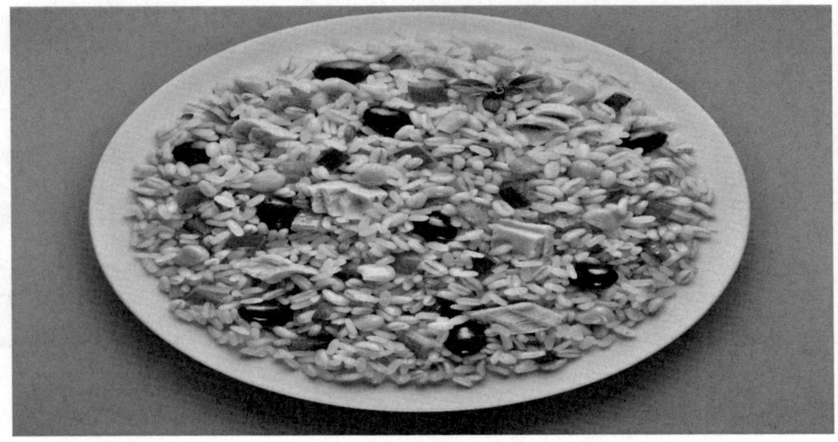

Zutaten (Zwei Personen)

300 g Rucola
200 g Tomaten
1 Zehe Knoblauch
1 Zwiebel
30 ml Olivenöl
1 Zitrone

Rucola und die Tomaten gut waschen. Den Rucola klein schneiden und die Tomaten vierteln. Den Knoblauch und die Zwiebel bitte schälen und klein schneiden. Der Saft der ausgepressten Zitrone wird mit dem Olivenöl gemischt und geschlagen sowie mit Pfeffer gewürzt. Dann kommen Knoblauch und Zwiebel in dem zuvor vorbereiteten Dressing. Dann mischen Sie Dressing, Rucola und Tomaten gut durch.  Nach 10 Minuten servieren.

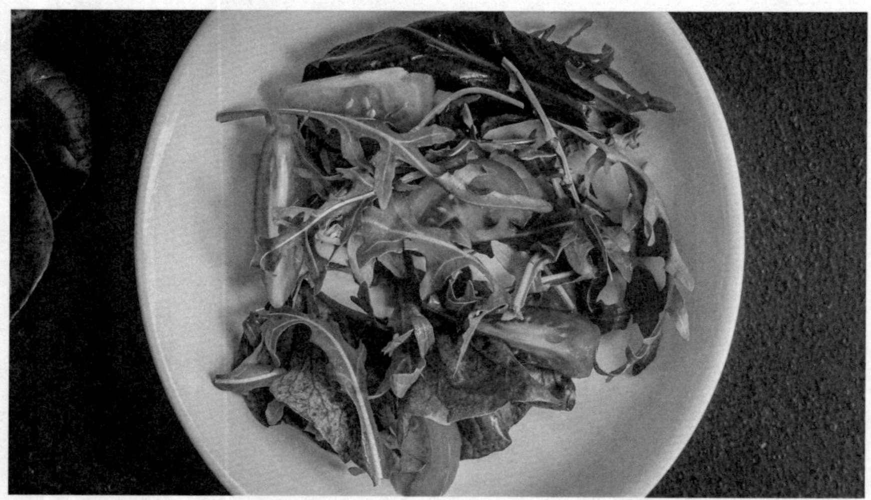

Zutaten (Zwei Personen)

1 Kopf Brokkoli
1 Avocado
3 EL Olivenöl
Essig
Zitronensaft
Salz
Senf
Pfeffer
25 g Sesamsamen

Den Brokkoli waschen und in Röschen zerteilen. Dann kommt er für etwa 7 Minuten in den Dampfgarer. Die Avocado schälen, in dünne Scheiben schneiden und diese mit etwas Zitronensaft bestreichen.
In eine Schüssel kommen Öl, etwas Wasser, ein kleiner Spritzer Essig und Senf. Das Ganze gut durchmischen. Nun gibt man den Brokkoli und die Avocado hinzu. Dann noch den Sesamsamen darüber streuen.

Zutaten (Zwei Personen)

150 g Feldsalat
150 g Kartoffeln
150 g Champignons
150 ml Gemüsebrühe
4 EL Olivenöl
4 EL Balsamessig
1 Zwiebel
Salz
Pfeffer
15 g Sesamsamen
10 g Hanfsamen

Den Feldsalat gut waschen und in Röschen zerteilen. Die Kartoffeln werden geschält, klein geschnitten und mit Olivenöl bestrichen. Dann können diese in der Heißluftfritteuse für etwa 15 Minuten gegart werden. Die Zwiebel wird geschält und klein geschnitten.

Die Pilze bitte in einer kleinen Pfanne mit etwa Öl anbraten. In einer Schüssel mischen Sie den Essig, mit etwas Olivenöl und der Gemüsebrühe. Dann geben Sie wenig Salz und mehr Pfeffer dazu. Anschließend kommen Feldsalat, Kartoffeln, Pilze und Zwiebel in die Schüssel und werden mit dem Dressing vermischt. Zum Schluss streuen Sie Sesamsamen und Hanfsamen über den Salat.

Zutaten (Zwei Personen)

Eine Cantaloupe-Melone
240 g Zuckererbsen
100 g Ricottasalat
1 Zweige Estragon
4 EL Zitronensaft
4 EL Olivenöl
Pfeffer
Salz

Die Melone wird entkernt und in dünne Scheiben geschnitten.
Die Zuckererbsen werden ebenfalls in Scheiben geschnitten. Zuvor müssen Sie noch die Fäden entfernen. Der Salat wird gewaschen und in Scheiben gehobelt.
Dann kommt alles zusammen mit dem Zitronensaft und dem Olivenöl in eine Schüssel und wird vermischt. Mit Pfeffer und wenig Salz noch nachwürzen und dann servieren.

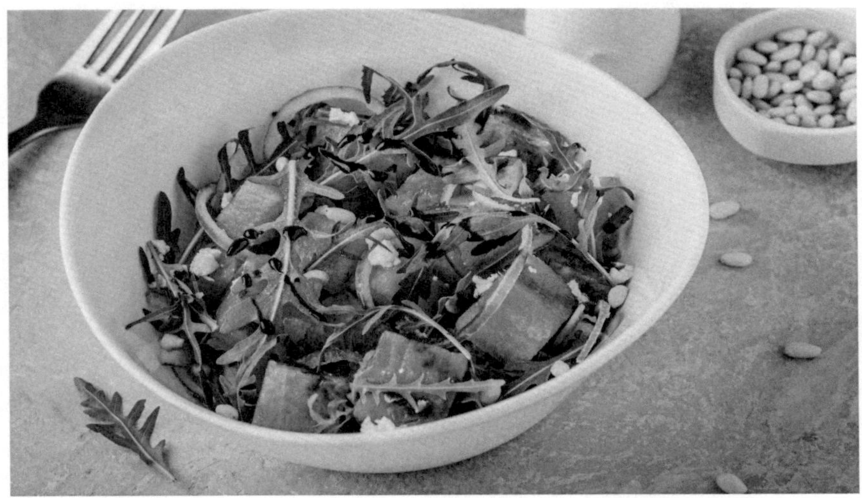

Zutaten (Zwei Personen)

2 Orangen (süß)
4 Knollen Fenchel
2 EL Essig
4 EL Sesamöl
Pfeffer
Salz
40 g Cashewkerne
1 TL Knoblauchflocken

Die Orangen schälen, entkernen und in kleine Stücke schneiden. Der Fenchel wird gewaschen. Entfernen Sie bitte den Strunk. Dann den Fenchel in dünne Streifen schneiden und in eine Schüssel geben.
Nun geben Sie Essig, etwas Öl sowie die Knoblauchflocken in die Schüssel und mischen gut durch. Dann können Sie die Orangen dazu geben. Zum Schluss geben Sie die Cashewkerne hinzu und mischen noch einmal durch.

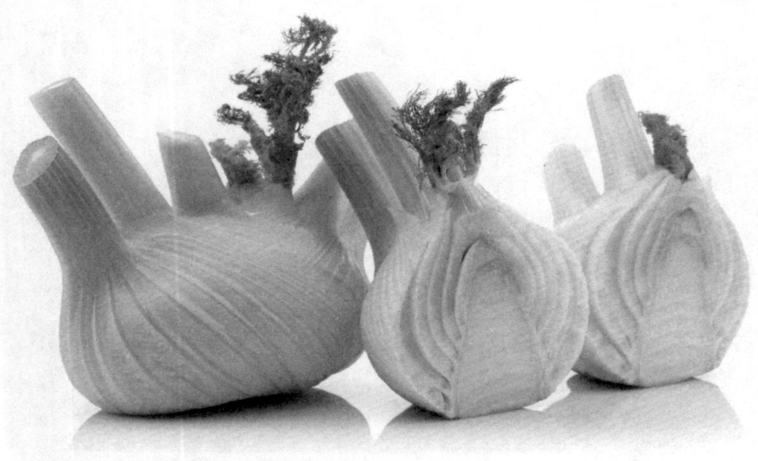

Zutaten (Zwei Personen)

½ Radicchio
½ Knolle Fenchel
20 g Parmesan
2 Walnüsse
1 EL Balsamico
2 EL Olivenöl
Pfeffer
Salz

Radicchio waschen, Strunk wegschneiden und trocknen und in kleine Stücke abtrennen. Fenchel ebenfalls wachen, Grün wegschneiden, Strunk entfernen und den Rest klein hobeln.
Die Walnüsse werden klein gehackt. Dann geben sie etwas Olivenöl, Essig, Salz und Pfeffer in eine Schüssel und vermischen es gut. Jetzt geben Sie Radicchio, Fenchel, Nüsse und den Parmesankäse in die Schüssel und vermischen erneut.

72

Zutaten (Zwei Personen)

300 g Vollkornreis
3 EL Olivenöl
500 ml Hühnerbrühe
1 Zwiebel
3 Zehen Knoblauch
2 rote Chilischoten
1 EL Limetten Abrieb
Petersilie
½ Bund Koriandergrün
Pfeffer
Salz

Knoblauch, Zwiebel, Petersilie, Koriandergrün mit 150 ml Hühnerbrühe kommen in den Mixer zum Pürieren. Dann kommt Öl in einen Topf und wird kurz erhitzt. Den Reis geben Sie in den Topf zum Anrösten. Die zuvor pürierte Masse wird dann dazu gegeben und mit dem Reis gut vermischt. Stets umrühren!
Etwa 2 Minuten kochen lassen und dann die restliche Hühnerbrühe dazu geben. Dann für 15 Minuten auf kleiner Flamme kochen lassen und den Topf mit dem passenden Deckel schließen. Danach mit Pfeffer und wenig Salz würzen und servieren.

Zutaten (Zwei Personen)

2 Bananen
1 Orange
1 Zitrone
2 Mandarinen
1 Apfel
1EL Leinöl
1TL Zimt
25 g Mandeln

Der Apfel wird gewaschen und klein geschnitten. Die Orange, Mandarinen und die Bananen schälen und ebenfalls klein schneiden. Nun kommt alles in eine Schüssel und wird gut vermischt. Die Zitrone in zwei Hälften schneiden und den Saft einer halben Zitrone über der Schüssel auspressen. Dazu geben Sie das Leinöl, den Zimt und die zerkleinerten Mandeln. Dann wird alles noch einmal vermischt und anschießend serviert.

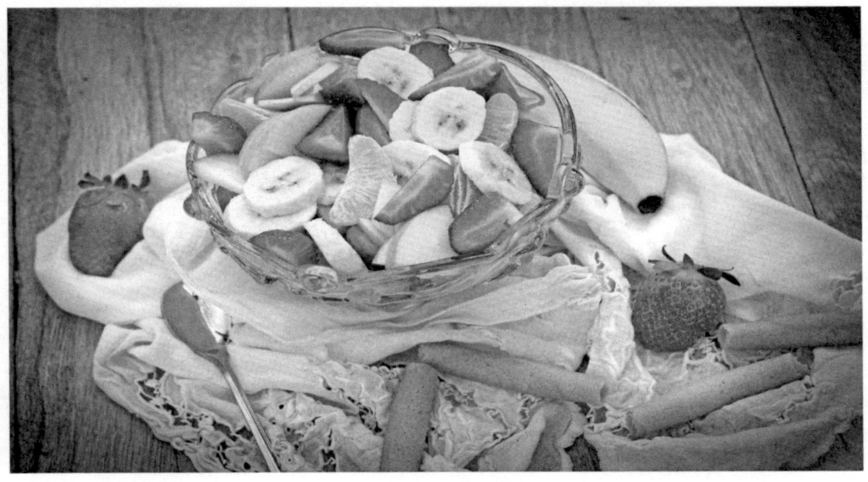

Zutaten (Zwei Personen)

350 g Karotten
300 g rote Beete
1 Zitrone
250 g Kopfsalat
2 EL Olivenöl
Salz
Pfeffer
Senf
100 g Schafskäse

Die rote Beete bitte sehr gründlich waschen und in eine Schüssel raspeln. Vorsicht: Da rote Beete schnell verfärbt, sollten Sie Handschuhe tragen. Die Karotten werden auch gewaschen, geschält und in die Schüssel gerieben.
Dann schneiden Sie die Zitrone in zwei Hälften und pressen den Saft einer Hälfte über der Schüssel aus. Der Salat wird gewaschen, zerteilt und in die Schüssel gegeben. Dann schneiden Sie den Schafskäse in kleine Würfel. In die Schüssel kommen nun der Schafskäse, Zitronensaft der anderen Hälfte, Essig, Öl, Salz und Pfeffer. Alles wird gut durchgemischt.

Zutaten (Zwei Personen)

600 g Spargel
2 Lachsfilets
300 g Kartoffeln
3 EL Olivenöl
Petersilie
Senf
Eine Zitrone
Pfeffer
Salz

Den Spargel bitte schälen und in einem Topf mit Salzwasser für etwa 25 Minuten kochen. Die Lachsfilets werden mit wenig Salz und Pfeffer gewürzt und in der Heißluftfritteuse bei 200 Grad für mindestens 20 Minuten gegart. Ab und zu mit Olivenöl bestreichen.
Die Kartoffeln werden geschält und im Topf mit Wasser und Salz für 25 Minuten gekocht. 100 ml Olivenöl mischen Sie dem Saft einer Zitronenhälfte und Senf zu, bis die Sauce cremig wird. Dazu kommen ein wenig Salz und Pfeffer.
Die Kartoffeln mit Petersilie garnieren. Die Sauce kann über die Spargel und Kartoffel verteilt werden.

Zutaten (Zwei Personen)

4 Eier
1 Zwiebel
1 rote Paprika
Pfeffer
Salz
4 EL Milch (1,5% Fett)
6 Champignons
30 g würziger Käse am Stück
Petersilie
Rapsöl

Die Zwiebel bitte schälen und klein schneiden. Die Eier aufschlagen und in einer Schüssel mit Pfeffer und etwas Salz und der Milch vermischen. Die Pilze werden gereinigt und in Scheiben geschnitten. Dann waschen Sie die Paprika und schneiden diese in Streifen. Der Käse wird fein gerieben. Stellen Sie eine Pfanne auf den Herd und geben Sie Öl dazu. Sobald es erhitzt ist, kommen die Zwiebel, die Paprika und die Pilze dazu. Alles sollte etwa 3,5 Minuten angedünstet werden. Jetzt können Sie die Eier darüber gießen und alles etwa 10 Minuten stocken lassen. Sobald das Omelette fertig ist, wird Peter-silie darüber gestreut.

Zutaten (Eine Person)

1 Gurke
½ rote Paprika
250 g Chinakohl
200 g Feldsalat
2 EL Leinöl
1 EL Essig
Senf
Pfeffer
Salz
25 g Leinsamen
25 g Hanfsamen

Die Gurke waschen und in Scheiben schneiden. Die Paprika, den Feldsalat und den Chinakohl waschen und klein schneiden.
In eine Schüssel geben Sie Öl, Essig, etwas Senf, Pfeffer und Salz. Dann gut vermischen. Das Dressing nun mit dem Salat vermischen und den Leinsamen sowie den Hanfsamen darüber verstreuen.

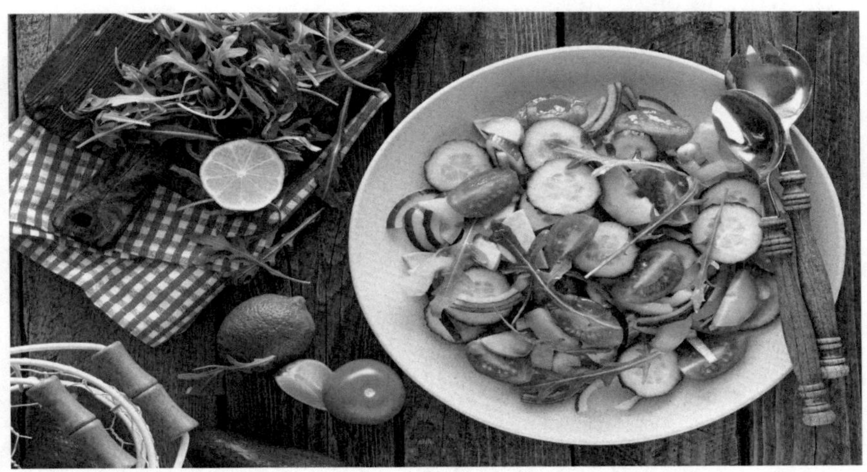

Zutaten (Zwei Personen)

100 g Reis (Vollkorn)
2 Paprika
2 Tomaten
300 ml Gemüsebrühe
2 EL Olivenöl
Senf
2 Zehen Knoblauch
2 TL Rotweinessig
Pfeffer
Schnittlauch

Der Reis wird in der Gemüsebrühe gargekocht. Paprika und Tomaten bitte waschen und klein schneiden. Knoblauch bitte schälen und klein schneiden.

In einer Schüssel vermischen Sie Olivenöl, Senf, Essig und den zerdrückten Knoblauch. Dann kommen die übrigen Zutaten in die Schüssel und werden gut vermischt und mit Pfeffer gewürzt. Nach etwa 20 Minuten servieren.

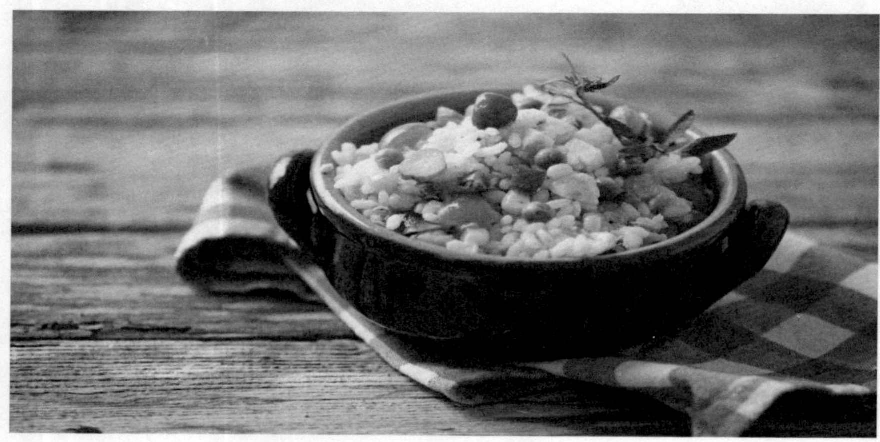

Zutaten (Zwei Personen)

3-4 Kartoffel
½ Gurke
400 g Joghurt (1,5% Fett)
50 g Schnittlauch
20 g Petersilie
1EL Olivenöl
Pfeffer
Salz

Die Kartoffeln schälen und in einem Topf mit Wasser und Salz gar-kochen. Die Gurke waschen, halbieren und in kleine Scheiben schneiden. Schnittlauch und Petersilie klein schneiden. Nach dem Kochen werden die Kartoffeln eine Weile abgekühlt. Dann schneiden Sie diese in kleine Stücke, die in eine Schüssel gegeben werden. Dazu kommen Gurke, Joghurt, Schnittlauch und Petersilie. Alles bitte gut vermischen. Dann etwas Öl dazu geben und erneut mischen. Zum Schluss mit Pfeffer und Salz würzen.

Zutaten (Eine Person)

1 rote Paprika
1 Apfel
1 Zucchini
1 EL Rapsöl
1 EL Essig
10 g Schnittlauch
Pfeffer
Salz
Senf
20 g Haselnüsse

Die Paprika, den Apfel und die Zucchini waschen und zerteilen. Alles in einer Schüssel vermischen. Die Haselnüsse werden kleingehackt. In eine Schüssel kommen etwas Essig, Öl, Senf und Schnittlauch. Dann Pfeffer und Salz dazu geben und gut vermischen. Anschließend geben Sie das Dressing in die andere Schüssel mit den Paprika, Apfel und Zucchini und vermischen erneut.

# Rotkohlsalat mit Mandarinen

Zutaten (Zwei Personen)

½ Kopf Rotkohl
150 g Lauch
1 Zwiebel
4 Mandarinen (süß)
100 g Heidelbeeren
2 EL Olivenöl
Salz
Pfeffer
1 EL Essig
Senf
Kräuter
Petersilie
Minze
Prise Zimt

Den Rotkohl waschen und klein hobeln. Die Mandarinen schälen (Kerne entfernen) und in Scheiben schneiden. Petersilie und Lauch klein schneiden. Die Heidelbeeren gut waschen. Alles zusammen mit der Minze in eine Schüssel geben.

In einer anderen Schüssel das Dressing mit wenig Essig, Wasser, Öl, Pfeffer und Salz mischen.

Danach den Inhalt der ersten Schüssel in die zweite Schüssel geben und gut mischen. Etwas für 20 Minuten stehen lassen. Dann eine Prise Zimt einstreuen und servieren.

# Avocadosalat mit Birne

Zutaten (Eine Person)

1 Avocado
1 Birne
150 g Eisbergsalat
1 Zwiebel
Essig
2 EL Olivenöl
Pfeffer
Salz
Zitronensaft
Senf
Schnittlauch
1 EL Sesamsamen

Die Avocado wird geschält und in kleine Stücke geschnitten. Ebenso wird die gewaschene Birne in kleine Stücke geschnitten. Die Zwiebel schälen und klein schneiden.

Den Eisbergsalat waschen, zerkleinern und zusammen mit der Avocado, der Zwiebel und der Birne in eine Schüssel geben und vermischen.

In eine weitere Schüssel etwas Wasser, Öl, etwas Essig, ein TL Zitronensaft und Senf nach Bedarf geben. Gut vermischen und den Inhalt in die Schüssel mit dem Salat geben. Dann wieder vermischen. Zum Schluss etwas Schnittlauch und den Sesamsamen darüber verstreuen.

Zutaten (Eine Person)

200 g Feldsalat
120 g Champignons (Glas)
2 EL Rapsöl
1 EL Essig
1 Zwiebel
Salz
Pfeffer
Senf

Der Feldsalat muss gut gewaschen werden. Dann in kleine Röschen zerteilen. Die Pilze ebenfalls waschen und klein schneiden. Nun geben Sie ÖL, Essig etwas Salz, Pfeffer und Senf in eine Schüssel. Dann gut vermischen. Die Zwiebel wird geschält und klein-geschnitten. Sie kommt ebenfalls in die Schüssel. In die Schüssel mit dem Dressing geben Sie jetzt den Salat und die Pilze. Noch einmal vermischen und dann servieren.

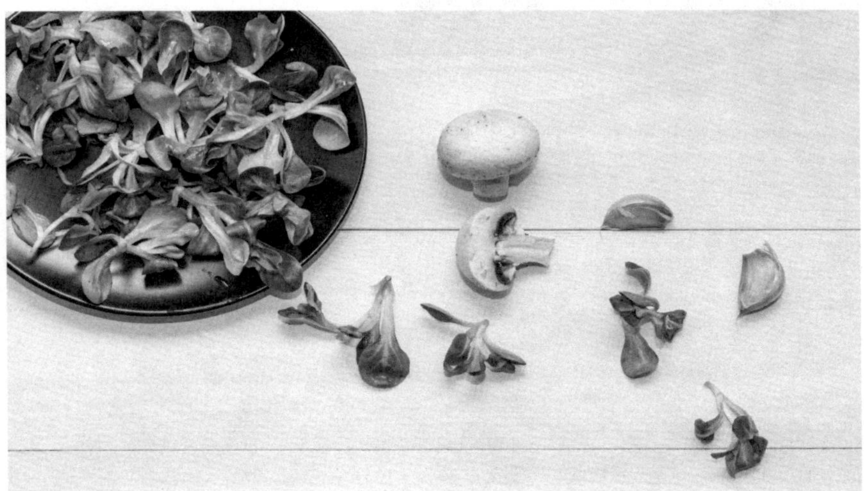

Zutaten (Zwei Personen)

3-5 Kartoffeln
1 Zwiebel
3 EL Rapsöl
1 EL Essig
1/2 EL Senf
20 g Schnittlauch
Pfeffer
Salz

Die Kartoffeln bitte schälen und in einem großen Topf mit Wasser und Salz für etwa 20 - 25 Minuten kochen. Nach dem Abkühlen schneiden Sie die Kartoffel klein. Die Zwiebel schälen und klein schneiden. In eine Schüssel kommen Kartoffeln, Zwiebel, Rapsöl, Essig, Senf und Schnittlauch. Alles wird gut vermischt. Dann mit Pfeffer und Salz würzen.

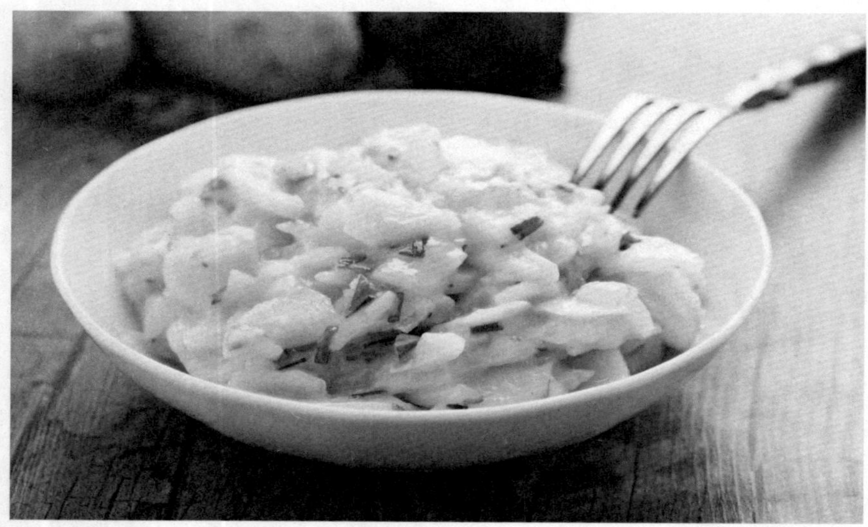

Zutaten (Zwei Personen)

250 g Reis (Vollkorn)
1 Orange (süß)
200 g Chinakohl
100 Kopfsalat
1 Tomate
Petersilie
Pfeffer
Essig
Senf
Salz
Olivenöl
2 Esslöffel Gepresster Orangensaft
2 Esslöffel getrocknete Heidelbeeren

Der Reis wird im Topf mit Salz und Wasser gargekocht (etwa 12-15 Minuten). Es folgt das Reinigen und Schneiden des Chinakohls, des Kopfsalats und der Tomate. Die Orange wird geschält, gesäubert und in kleine Scheiben geschnitten.

Pfeffer, Salz, Wasser, Essig, Senf, Orangensaft und das Olivenöl in eine Schüssel geben und gut durchmischen. Dann mit Salz und Pfeffer noch nachwürzen, falls nötig. Anschließend den Reis, den Chinakohl, den Kopfsalat, die Tomate, Petersilie und die Orange in die Schüssel geben und mischen. Dann streuen Sie noch die getrockneten Heidelbeeren ein.

Zutaten (Eine Person)

1 Avocado
1 Birne
150 g Eisbergsalat
1 Zwiebel
Essig
2 EL Olivenöl
Pfeffer
Salz
Zitronensaft
Senf
Schnittlauch
1 EL Sesamsamen

Die Avocado wird geschält und in kleine Stücke geschnitten. Ebenso wird die gewaschene Birne in kleine Stücke geschnitten. Die Zwiebel schälen und klein schneiden.

Dann den Eisbergsalat waschen, zerkleinern und zusammen mit der Avocado, der Zwiebel und der Birne in eine Schüssel geben und vermischen.

In eine weitere Schüssel etwas Wasser, Öl, etwas Essig, ein TL Zitronensaft und Senf nach Bedarf geben. Gut vermischen und den Inhalt in die Schüssel mit dem Salat geben. Dann wieder vermischen. Zum Schluss etwas Schnittlauch und den Sesamsamen darüber verstreuen.

Zutaten (Eine Person)

150 g Blumenkohl
2 Karotten
1 Paprika
Olivenöl
Salz
Pfeffer
1 Teelöffel Leinsamen
1 Teelöffel Hanfsamen
1 Teelöffel Sesam Samen
Essig
Senf

Den Blumenkohl und die Karotten erst waschen, klein schneiden und leicht im Dampfgarer andünsten. Die Paprika waschen in Scheiben schneiden. In eine Schüssel, Öl, Essig, Wasser, Senf, Salz und Pfeffer geben und mischen.
Dann den Blumenkohl, Karotten und Paprika in die Schüssel geben und erneut mischen. Nun streuen Sie den Sesamsamen, Leinsamen und Hanfsamen ein. Anschließend servieren.

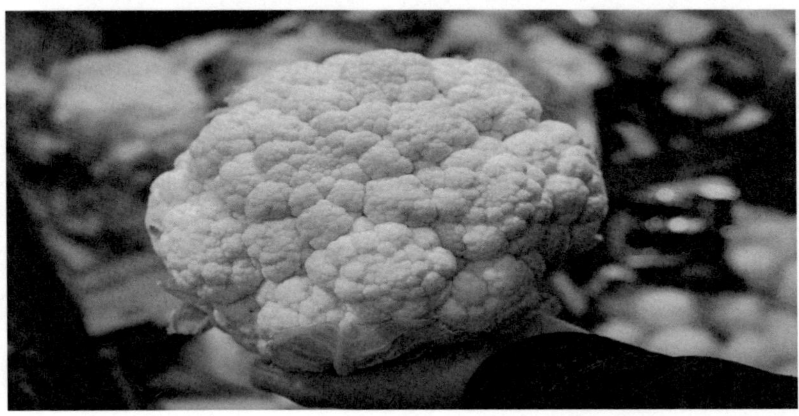

Zutaten (Eine Person)

3 Karotten
350 g Chinakohl
2 rote Zwiebeln
30 g Mandeln
20 g Sesamsamen
Olivenöl
Eine frische Ingwer Knolle
Essig
Senf
Honig
Pfeffer
Salz
Sojasauce
Sesamöl

Die Karotten waschen und längs in kleine Streifen schneiden. Den Chinakohl waschen und ebenfalls längs in Streifen schneiden. Beides in eine Schüssel geben. Dann die Sojasauce, den geriebenen Ingwer (50 g) hineingeben.
Nun in eine weitere Schüssel Essig, Salz, Pfeffer, Öl, etwas Wasser, Honig (1 TL) geben und gut mischen. Karotten und Chinakohl in die Schüssel mit dem Dressing geben und mischen.
Die Mandeln und den Sesamsamen in einer kleinen Pfanne kurz anrösten und auf dem Salat verstreuen.

Zutaten (Eine Person)

4 Kartoffeln
200 g Quark (mager)
Wasser
1EL Leinöl
15 g Schnittlauch
15 g Petersilie
Salz
Pfeffer

Die Kartoffeln werden geschält und in einem Topf mit Wasser und Salz für etwa 20 Minuten gargekocht. Den Quark mit Wasser, Leinöl vermischen und dann mit Pfeffer und Salz würzen. Dann den klein geschnittenen Schnittlauch und Petersilie über den Quark verstreuen. Zusammen mit den Kartoffeln servieren.

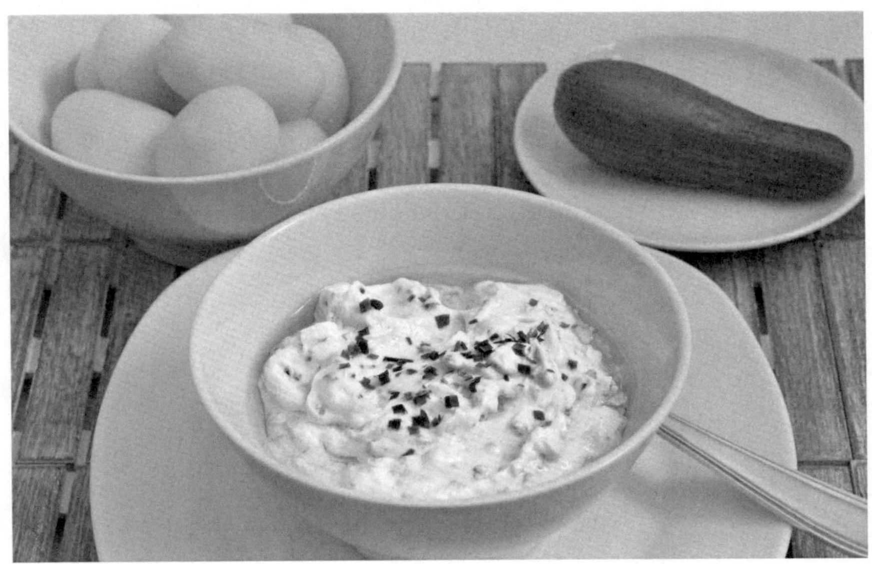

Zutaten (Zwei Personen)

3 EL Sojamilch
300g Dinkelmehl
etwas Backpulver
2 EL Tomatenmark
5 EL Olivenöl
100 g Soja cremig
300 g Tofu
1 Zucchini
300 g Champignons
Salz
Pfeffer

Mehl, Backpulver und Soja gut mit dem Handrührer mischen und zu einem Teig formen, der auf ein Backblech mit Backpapier kommt. Streichen Sie es etwas mit Öl ein, damit der Teig nicht hängen bleibt. Den Teig oben auch mit Öl bestreichen und das Tomatenmark darüber verteilen. Die Pilze werden gewaschen und klein geschnitten.

Die Zucchini ebenfalls waschen und in Scheiben schneiden. Tofu bitte reiben und über der Pizza verteilen. Mit Salz und Pfeffer etwas würzen. Alles wird bei etwa 200 Grad eine halbe Stunde gebacken.

Zutaten (Zwei Personen)

200 g Sellerieknolle
1 Paprika
3 EL Nussöl
1 Bund Rucola
1 TL Zitronensaft
1 EL Essig
Senf
Pfeffer
Stevia

Sellerie, Paprika und Rucola gründlich waschen. Alles wird klein geschnitten und mit Zitronensaft und etwas Wasser vermischt. Dann Öl, Essig, etwas Senf, eine Prise Stevia und Pfeffer in eine Schüssel geben und vermischen. Sellerie, Paprika und Rucola kommen dann in diese Schüssel und werden mit dem Dressing vermischt.

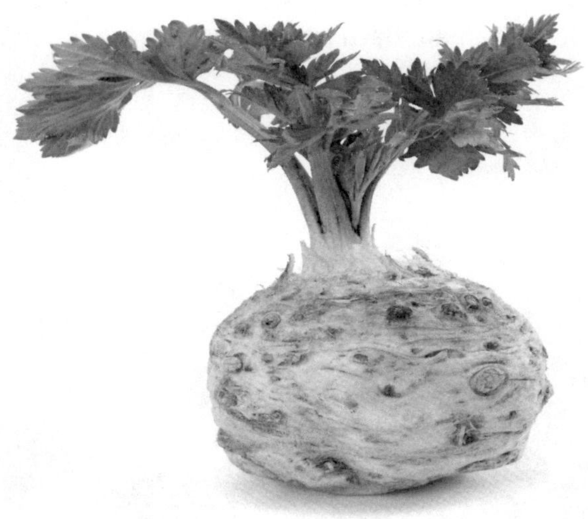

Zutaten (Eine Person)

3 Eier
2 Zwiebeln
50 g Vollkornbrot
1EL Rapsöl
Salz
Pfeffer
20 g Leinsamen
20 g Sesamsamen
10 ml Sojasauce

Die Eier aufschlagen und in ein Gefäß schütten und durchrühren, sodass sich Eiweiß und Eigelb verbinden.
Nun schälen Sie die Zwiebeln und schneiden diese in kleine Stücke.
In eine Pfanne kommen nun Rapsöl und die Zwiebeln. Diese werden angedünstet. Dann bitte die Eiermasse dazu geben und für etwa 5 Minuten stocken lassen und regelmäßig wenden. Mit Pfeffer und Salz würzen. Dann das in kleine Würfel geschnittene Vollkornbrot, den Leinsamen und Sesamsamen dazu geben und mit der Sojasauce bestreuen.

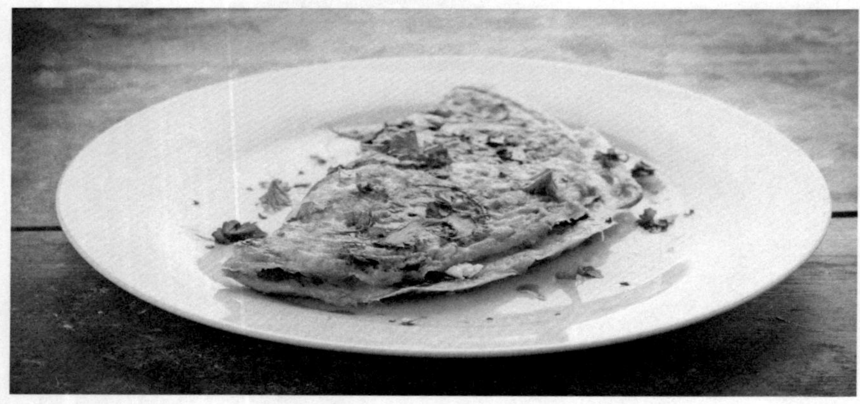

Zutaten (Eine Person)

1 frische Forelle
1 halbe Paprika
150 g Chinakohl
100 g Eisbergsalat
1 Karotte
2 EL Olivenöl
1 EL Essig
50g Vollkornbrot
Pfeffer
Salz
Senf
1EL Meerrettich (Glas)

Die Forelle waschen, entgräten und klein schneiden. Den Chinakohl, Paprika und Eisbergsalat waschen und klein schneiden. Die Karotte waschen, schälen und klein hobeln. Das Brot in kleine Würfel schneiden. Nun geben Sie den Salat, die Paprika, die Karotte in eine Schüssel. In einer anderen Schüssel mischen das Dressing mit Öl, Essig, Wasser, Pfeffer Salz und Senf. Dann Salat und Gemüse mit dem Dressing vermischen. Nun verteilen Sie den Salat auf den Tellern und geben jeweils kleine Stückchen Fisch mit Meerrettich darüber.
Dann streuen Sie noch die kleinen Brotwürfel darüber.

Zutaten (Eine Person)

100 g Blumenkohl
150 g Brokkoli
2 Karotten
1 Paprika
Olivenöl
Salz
Pfeffer
1 Teelöffel Leinsamen
1 Teelöffel Hanfsamen
1 Teelöffel Sesam Samen
Essig
Senf

Den Blumenkohl mit den Brokkoli und den Karotten erst waschen, klein schneiden und leicht im Dampfgarer andünsten.
Die Paprika waschen in Scheiben schneiden. In eine Schüssel, Öl, Essig, Wasser, Senf, Salz und Pfeffer geben und mischen.

Dann den Blumenkohl, Brokkoli, Karotten und Paprika in die Schüssel geben und erneut mischen. Nun streuen Sie den Sesamsamen, Leinsamen und Hanfsamen ein.
Anschließend servieren.

Zutaten (Zwei Personen)

2 Scheiben Vollkornbrot
120 g Forelle
1 Zwiebel
1EL Rapsöl
1EL Zitronensaft
10 g Petersilie
10 g Schnittlauch
Salz
Pfeffer
1TL Meerrettich (Glas)

Jedes Brot wird mit Rapsöl bestrichen. Dann schälen Sie die Zwiebel, zerkleinern diese und geben die Stücke auf die Brote. Die Brote würzen Sie mit wenig Salz und Pfeffer und geben diese dann in den Backofen, wo sie bei 180 Grad für etwa 10 Minuten gebacken werden. Dann schneiden Sie die Forelle in kleinere Stücke und belegen damit die Brote. Nun kommen noch Zitronensaft, Schnittlauch, Meerrettich und Petersilie auf die Forelle.

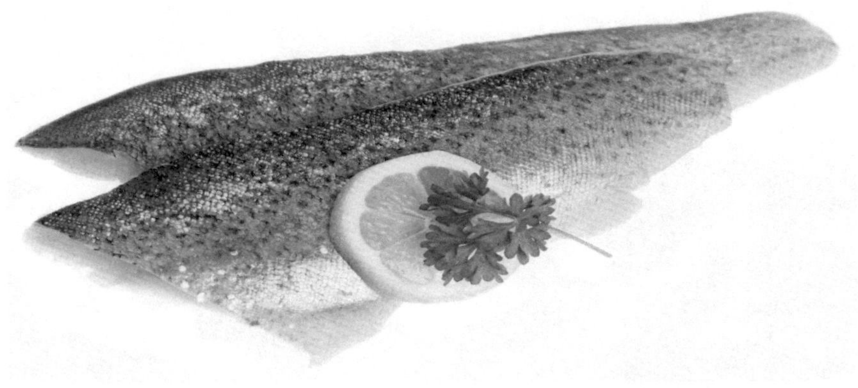

Zutaten (Eine Person)

6 Tomaten
1 Paprika
Olivenöl
Salz
Pfeffer
1 Teelöffel Leinsamen
1 Teelöffel Hanfsamen
1 Teelöffel Sesam Samen
Essig
Senf

Die Tomaten werden gewaschen und in kleine Scheiben geschnitten. Die Paprika ebenso waschen in Scheiben schneiden.
Alles in eine Schüssel, Öl, Essig, Wasser, Senf, Salz und Pfeffer geben und gut mischen. Dann kommen Tomaten und die Paprika in die Schüssel. Zum Schluss geben Sie Leinsamen, Hanfsamen und Sesamsamen dazu.

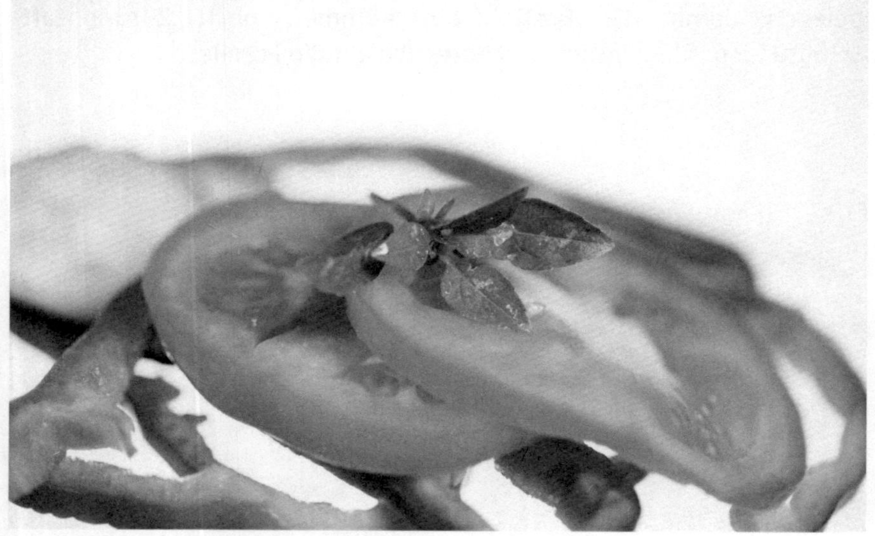

Zutaten (Zwei Personen)

2 Zucchini
150 g Vollkornbrot
200 g Lachs
1EL Zitronensaft
Salz
Pfeffer
15 g Schnittlauch
25 g geriebener Käse

Die Zucchini werden in zwei Hälften geschnitten und mit dem Löffel ein Stück weit ausgehöhlt. Das Vollkornbrot schneiden Sie kleine Stücke und erhitzen diese in der Heißluftfritteuse für etwa 10 Minuten bei 160 Grad. Wenn diese schön kross gebacken sind, geben sie die Stückchen in die Zucchinihälften und schieben diese bei 180 Grad für 15 Minuten in den Ofen zum Backen. Der Lachs wird währenddessen gewaschen, portioniert und mit Pfeffer und Salz gewürzt. Er kommt für etwa 20 Minuten in die Heißluftfritteuse. Nach ca. 10 Minuten streuen Sie den Käse über die Zucchinihälften. Sobald alles fertig ist, werden die Zucchinihälften noch mit dem Schnittlauch garniert. Der Zitronensaft wird über dem Lachs verteilt.

Zutaten (Eine Person)

120 g Linsen
6 Tomaten
Petersilie
2 Zwiebeln
Eine Hand voll Pistazien
Pfeffer
Salz
Kräuter
2 EL Olivenöl
1 EL Essig
Zitronensaft
25 g Geriebener Käse

Zunächst werden die Linsen für etwa 30 Minuten im Topf mit Salz gekocht. Dann die Zwiebeln schälen und klein schneiden.
Geschälte Pistazien in einer kleinen Pfanne kurz anrösten und in eine Schüssel mit den klein geschnittenen Tomaten, den Linsen und der ebenfalls geschnittenen Petersilie geben.

In einer zusätzlichen Schüssel etwas Wasser mit Salz, Öl, wenig Essig, Zitronensaft und Pfeffer geben und gut mischen.

Dann über die Linsen verteilen und noch einmal mit Pfeffer und Salz würzen. Anschließend den geriebenen Käse über das Gericht streuen und servieren.

Zutaten (Eine Person)

30 g Zwiebeln
25 g Champignons
35 g Butter
2 Eier
Wasser
Salz Pfeffer
Petersilie

Zuerst schneiden Sie die Pilze und die Zwiebel klein und geben sie mit Butter in einer Pfanne zum Anbraten. Im zweiten Schritt geben sie die Eier in eine Schale mit etwas Wasser und mischen diese gut durch. Mit ein wenig Salz und Pfeffer würzen. Erneut kommt Butter in eine Pfanne und wird erhitzt. Geben Sie die Masse (Ei) rein. Erst gut erhitzen, dann herunterschalten und stocken lassen.
Wenn das Omelett fest wird geben Sie die Pilze mit den Zwiebeln und der Petersilie darauf und klappen es um.

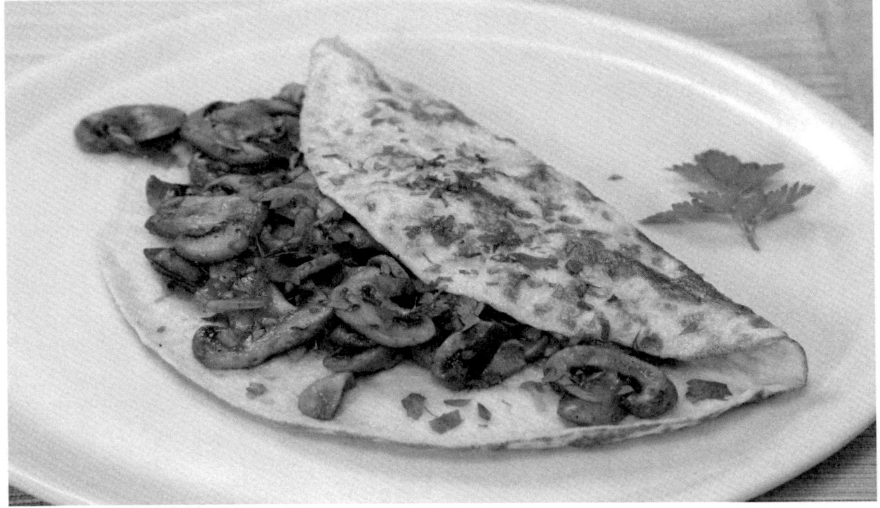

Zutaten (Eine Person)

150 g Paprika
250 g Karotten
200 g Chinakohl
100 g Brokkoli
100 g weiße Bohnen (Glas)
1 Zwiebel
1 Zehe Knoblauch
3 EL Rapsöl
Pfeffer
Salz
Chili

Paprika, Karotten, Chinakohl und Brokkoli waschen und zerteilen. Die Karotten und Paprika werden klein geschnitten.

Die Zwiebel und die Knoblauchzehe bitte schälen und klein schneiden. Eine Pfanne mit etwas Rapsöl erhitzen, Zwiebel und Knoblauch in die Pfanne geben und andünsten. Dann folgen Paprika, Chinakohl, Karotten und weiße Bohnen. Alles nur soweit garen, dass es bissfest bleibt. Danach noch mit Pfeffer, Salz und Chili nach Bedarf würzen.

Zutaten (Eine Person)

200 g Kartoffeln
100 g Blumenkohl
100 g Chinakohl
70 g Paprika
100 g Karotten
2 Tomaten
Ein Naturjoghurt (10 % Fett)
Petersilie
Pfeffer
Essig
Senf
Salz
Olivenöl

Die Kartoffeln schälen und auf ein Backblech mit Backpapier geben. Den Blumenkohl, die Karotten und Paprika, waschen und in kleine Stücke schneiden.
Die Kartoffeln nun mit Öl, Pfeffer und Salz einstreichen und bei 200 Grad im Ofen für 30 Minuten backen. Nach 17 Minuten den Ofen öffnen und das Gemüse auf das Backblech geben. Zuvor gut mit Pfeffer und Salz würzen.
Die Tomaten werden kleine geschnitten. Nun geben Sie Öl, Essig, Wasser, Senf, Salz und Pfeffer in eine Schüssel und mischen gut durch. Auf einer Platte Kartoffel, Gemüse anrichten, Joghurt dazu geben und das Dressing darüber geben. Petersilie klein geschnitten einstreuen.

Zutaten (Eine Person)

450 g weißer Spargel
200 g Reis (Vollkorn)
200 g Tomaten
Petersilie
1 El Essig
Salz
1,5 El Olivenöl
Zitronensaft
1 Zehe Knoblauch
30 g Lauch
25 g Mandeln

Den Spargel waschen, schälen und auf ein Backblech (Backpapier) ausbreiten, mit Olivenöl bestreichen. Bei 180 Grad in den Ofen schieben und für 20 Minuten erhitzen.

Den Reis im Topf mit Wasser und Salz für etwa 15 Minuten garkochen. Die Mandeln werden in einer kleinen Pfanne geröstet.
Dann geben sie bitte Salz, Pfeffer, Öl, Wasser, Zitronensaft, die zerdrückte Knoblauchzehe und den geschnittenen Lauch in eine Schüssel und gut durchmischen.
In einer weiteren Schüssel mischen Sie den Reis mit Tomaten, Spargel und geben das Dressing darüber. Zum Schluss streuen Sie die gerösteten Mandeln über den Salat und servieren ihn.

Zutaten (Zwei Personen)

4 Kartoffeln
200 g Lachsfilets
20 g Sesamsamen
20 g Hanfsamen
3 EL Rapsöl
Pfeffer
Etwas Minze
Salz
1EL Zitronensaft

Die Kartoffeln waschen, schälen und vierteln. Der Lachs wird gewaschen und in 50 g - Stücke portioniert. Anschließend den Lachs mit Pfeffer und Salz würzen. Die Kartoffeln werden mit Rapsöl eingestrichen und mit Pfeffer und Salz gewürzt. Nun kommen diese zusammen mit dem Lachs auf ein Backblech (mit Backpapier). Den Backofen auf 200 Grad anheizen und das Blech hineinschieben. Nach etwa 35 Minuten mit einer Gabel prüfen, ob die Kartoffeln gar sind. Falls ja, auf einem Teller anrichten, Zitronensaft und etwas Minze über dem Lachs verteilen.

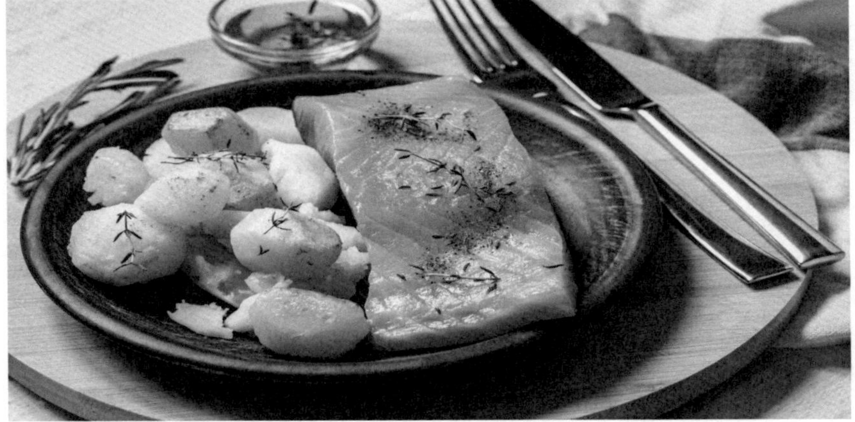

Zutaten (Zwei Personen)

200g Blumenkohl
300 g Kartoffeln
Rapsöl
Pfeffer
Muskat
50ml Milch
50 ml Sahne
20 g geriebener Käse
50 ml Gemüsebrühe

Die Kartoffeln und den Blumenkohl in kleine Scheiben bzw. Stücke schneiden. Alles zusammen im Dampfgarer für 25 Minuten garen oder in Salzwasser im Topf auf dem Herd garen.
Dann die Kartoffeln und den Blumenkohl in eine mit Öl gefettete Form geben und mit Pfeffer und Muskat würzen.

In einem Topf nur wenig Mehl erhitzen, dann mit Gemüsebrühe und Sahne ablöschen. Nach etwa 8 Minuten die Sahne hinzugeben und den geriebenen Käse ausdauernd einrühren. Anschließend wird mit Salz und Pfeffer abgeschmeckt.
Dann geben Sie die Sauce über den Auflauf und bestreuen ihn mit geriebenem Käse. Es folgt das Backen bei 200 Grad für 25 Minuten im Ofen.

Zutaten (Zwei Personen)

200 g tiefgekühlter Lachs
200 g Reis (Vollkorn)
100 g Brokkoli
50 g Paprika
50 g Chinakohl
Pfeffer
Salz
Schnittlauch
Wasser
Kräuter

Der Reis wird im Topf mit etwas Salz für etwa 12 Minuten gekocht. Bevor der Lachs in die Heißluftfritteuse kommt, würzen Sie ihn mit Pfeffer und etwas Salz. Dann in der Fritteuse für 20 Minuten bei etwa 170 Grad garen lassen.

Das gewaschene Gemüse schneiden Sie klein und garen es bei kleiner Temperatur im Dampfgarer oder alternativ in der Mikrowelle mit etwas Wasser bei 600 Watt für 1,5 – 2 Minuten.

Der Reis und das Gemüse werden jetzt gemischt und mit Pfeffer und Kräutern leicht gewürzt. Zuletzt streuen Sie noch Schnittlauch über den Gemüsereis und servieren ihn mit dem Lachs auf einem Teller.

Zutaten (Eine Person)

2 Kartoffeln
1 Avocado
½ Zwiebel
1 Tomate
1 EL Leinöl
Zitronensaft
Pfeffer
Salz

Die Kartoffeln schälen, im Topf mit Wasser und Salz garkochen. Dann schneiden Sie die Avocado auf und schaben das Fruchtfleisch mit einem Löffel aus. Es kommt in den Mixer. Die Tomate bitte waschen und klein schneiden. Die Zwiebel schälen und klein schneiden. Die Hälfte davon kommt mit der Tomate und dem Leinöl in den Mixer. Mit etwas Zitronensaft gut vermischen. Die fertigen Kartoffeln werden dann klein aufgeschnitten und der Avocado Mix wird darüber gegeben.

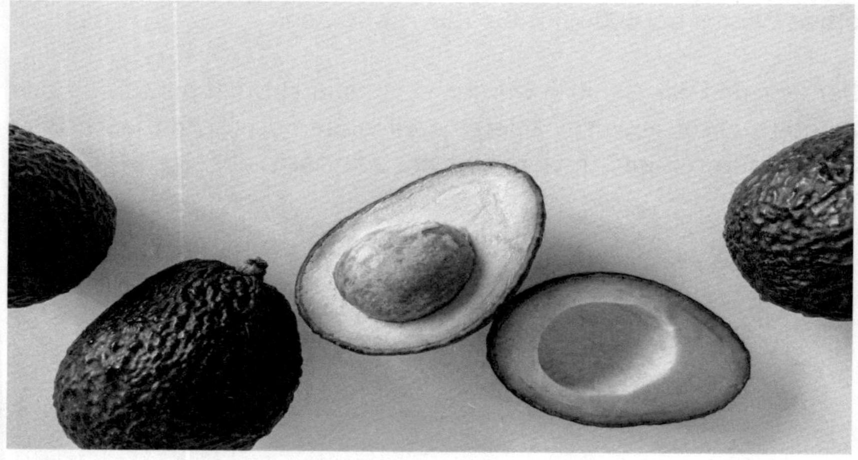

Zutaten (Eine Person)

1 kleines Glas mit Spargel
2 Scheiben Vollkornbrot
Senf
1 EL Rapsöl
2 Scheiben fettarmer Käse
Etwas Schnittlauch und Petersilie
1TL Zimt

Die Vollkornbrotscheiben bestreichen Sie mit Senf. Dann legen Sie den Spargel auf und platzieren jeweils eine kleine Scheibe Käse darauf. Jetzt kommen die Toastscheiben in den Backofen, der auf 170 Grad erhitzt wird. Nach etwa10 Minuten nehmen Sie die Toastscheiben heraus und streuen Schnittlauch und Petersilie darüber.

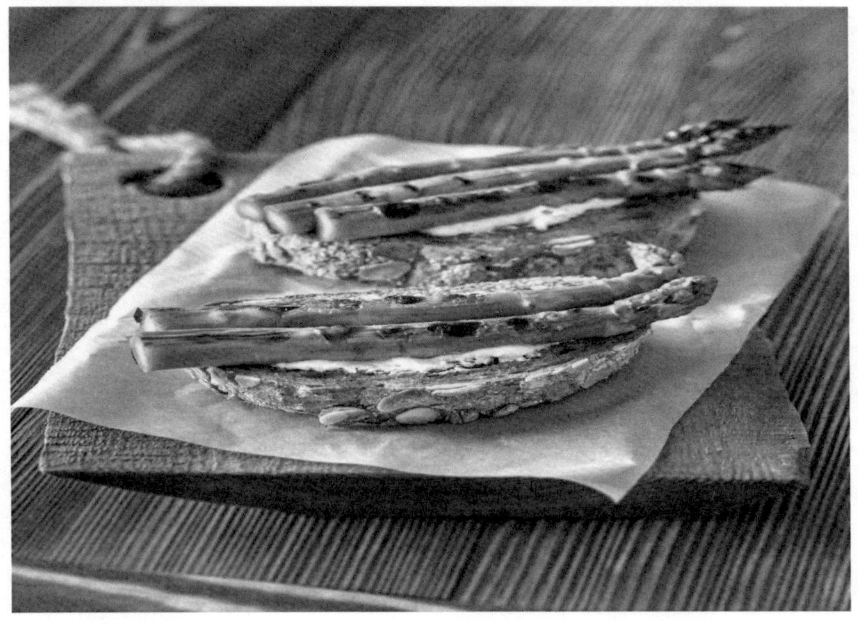

Zutaten (Eine Person)

250 g Reis (Vollkorn)
100 g Brokkoli
50 g Zucchini
50 g Chinakohl
1 EL Sesamöl
1 EL Sojasauce
20 g Leinsamen
20 g Hanfsamen
Salz
Pfeffer

Den Reis kochen Sie im Topf mit reichlich Wasser und wenig Salz für etwa 15 Minuten. Das Gemüse wird erst gewaschen und dann zerteilt bzw. klein geschnitten. Es kommt für ca. 5 Minuten in den Dampfgarer bis es leicht angedünstet ist. Danach mit Pfeffer und Salz würzen.

Nun vermischen sie den Reis mit dem Gemüse und geben Sesamöl und die Sojasauce dazu. Wieder vermischen. Zum Schluss streuen Sie den Leinsamen und Hanfsamen über das Gericht.

Zutaten (Eine Person)

2 Scheiben Vollkornbrot
1 Pfirsich
Senf
1 EL Rapsöl
2 Scheiben fettarmer Käse
Etwas Schnittlauch und Petersilie
1TL Zimt
2 Datteln

Die Vollkornbrotscheiben bestreichen Sie mit Senf. Den Pfirsich bitte gut waschen und in kleine Scheiben schneiden.

Dann legen Sie die Pfirsichscheiben auf das Bot und platzieren jeweils eine kleine Scheiben Käse darauf. Jetzt kommen die Toastscheiben in den Backofen, welcher auf 170 Grad erhitzt wird. Nach etwa 10 Minuten nehmen Sie die Toastscheiben heraus und streuen Schnittlauch und Petersilie darüber. Die kleingeschnittenen Datteln werden darüber verstreut.

Zutaten (Eine Person)

3 Eier
100 g Paprika
100 g Weißkohl
100 g Zucchini
Eine Zwiebel
Chili
Pfeffer
Salz
2 EL Rapsöl

Die Paprika, den Weißkohl und die Zucchini waschen und klein schneiden. Die Zwiebel bitte schälen und zerkleinern. Die Eier aufschlagen und in eine kleine Schüssel geben und gut mischen.
Dann geben Sie etwas Öl in eine bereits heiße Pfanne. Danach kommen die Zwiebeln hinein. Wenn diese angedünstet wurden, geben Sie das Gemüse dazu. Dann nach kurzer Zeit bitte die Eier dazu geben und stocken lassen. Anschließend kommen noch Chili (je nach Bedarf) hinzu. Mit Pfeffer und Salz nachwürzen und servieren.

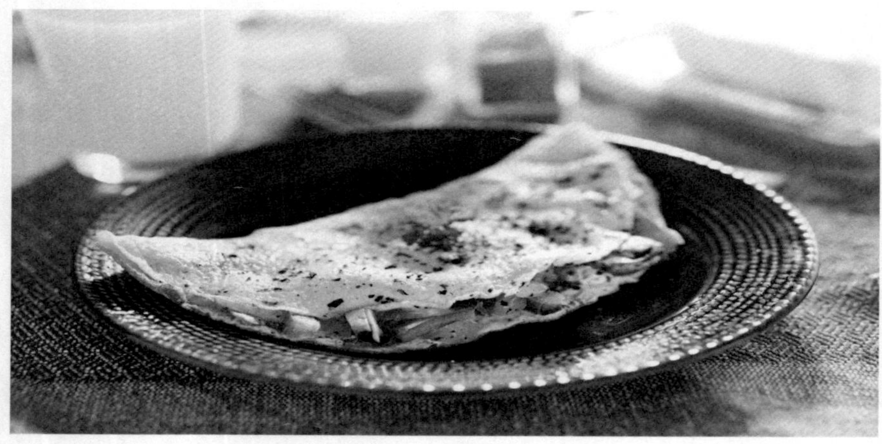

Zutaten (Zwei Personen)

3 Zucchini
2 große Paprika
2 Zwiebeln
1 Zehe Knoblauch
2 EL Rapsöl
Pfeffer
Salz
Petersilie
Schnittlauch

Das Gemüse wird gewaschen und in Scheiben geschnitten.
Die Zwiebel und Knoblauchzehe bitte schälen und klein schneiden.
Eine Pfanne mit Öl erhitzen und die Zwiebel plus Knoblauch dazu geben. Dann kommen die Paprika und die Zucchini dazu. Stets mehrfach wenden. Nach etwa 7-9 Minuten streuen Sie Petersilie und Schnittlauch nach Belieben darüber und servieren das Gericht.

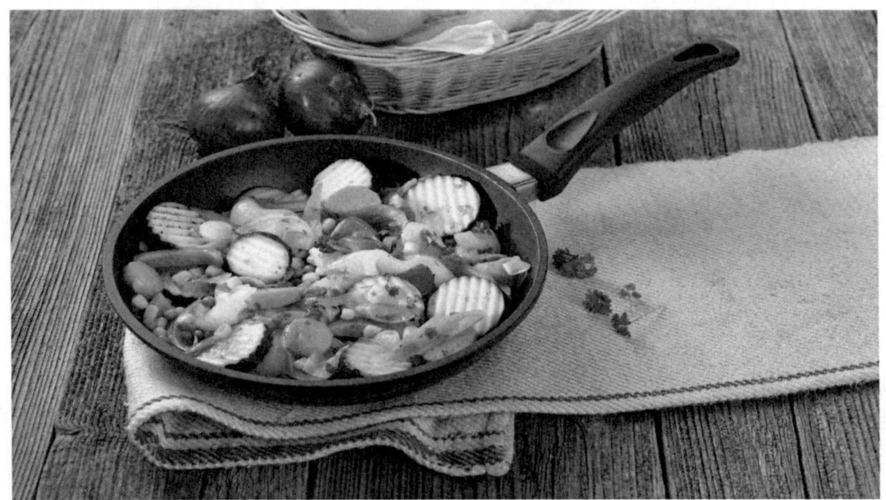

Zutaten (Zwei Personen)

180 g Fischfilets (z.B. Seelachs)

200g Paprika

200g Gurken

200g Karotten

150 g Erbsen

220 g Reis (Vollkorn)

150 ml Gemüsebrühe

10 g Dill

2 EL Rapsöl

Salz

Pfeffer

Der Reis wird im Topf mit Salzwasser für etwa 20 Minuten gekocht. Die Paprika, Gurken, Karotten und Erbsen werden gewaschen und zerkleinert. Dann geben Sie die gewaschenen und mit Pfeffer verfeinerten Fischfilets in eine Pfanne mit Rapsöl und braten diese auf beiden Seiten etwa 10 Minuten an. Danach geben Sie das Gemüse dazu und dünsten es zusammen mit dem Fisch für 7 Minuten. Die Gemüsebrühe gießen Sie über den Fisch, und das Gemüse. Geben Sie noch Dill auf den Fisch. Dann servieren Sie den Reis zusammen mit dem Fisch und dem Gemüse. Bei Bedarf noch etwas mit Salz würzen.

Zutaten (Eine Person)

200 g Weißkohl
200 g Zucchini
150 g Paprika
1 Zwiebel
1 Apfel
1 Birne
2 EL Rapsöl
½ EL Sojasauce
Pfeffer
Salz

Den Weißkohl, die Zucchini und den Paprika waschen und in kleine Stücke zerteilen. Die Zwiebel wird geschält und klein geschnitten. Apfel und Birne bitte waschen und klein schneiden. Nun stellen Sie eine größere Pfanne auf den Herd und erhitzen diese. Dann geben Sie Öl in die Pfanne, dann die Zwiebel dazu geben und kurz andünsten lassen. Anschließend kommen Gemüse und Früchte hinzu. Diese werden kurz angebraten. Jetzt bitte die Temperatur reduzieren und stocken lassen. Nun gießen Sie die Sojasauce über das Gericht und würzen noch mit Pfeffer und Salz.

Zutaten (Zwei Personen)

1 reife große Avocado
150 g Frischkäse
200 g frische Ananas
20 g Sesamsamen
20 g Hanfsamen
1TL Curry
1 TL Zimt

Schneiden Sie die geschälte Avocado in zwei Hälften und entfernen den Kern. Der Frischkäse wird mit der Ananas zusammen püriert und kommt in die Mulde der Avocadohälften bzw. darüber hinaus. Dann bestreuen Sie alles mit Curry, Hanfsamen und Sesamsamen.

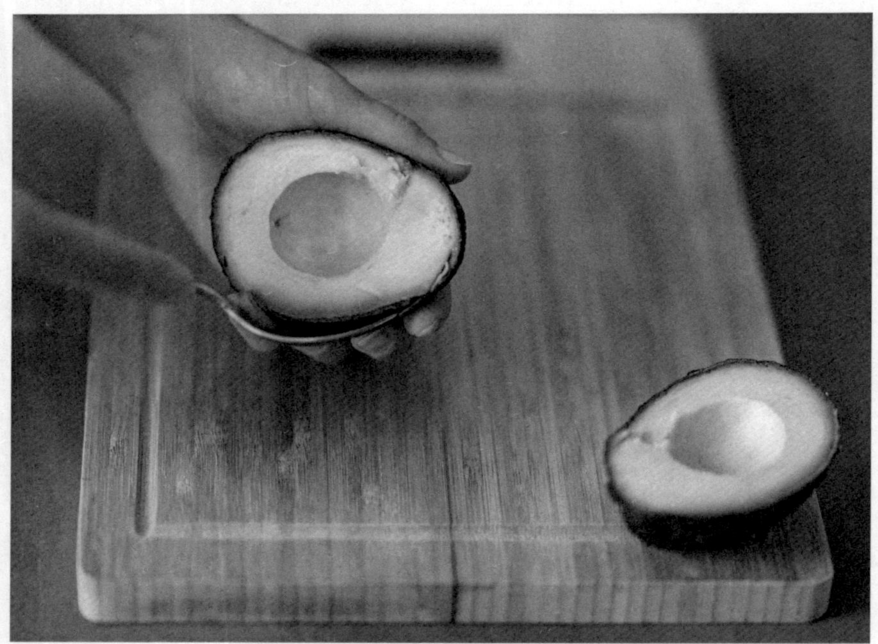

Zutaten (Zwei Personen)

200 g Champignons
200 g grüne Bohnen
80 g Karotten
2 Zehen Knoblauch
2 Paprika
1 Zwiebel
1 EL Rapsöl
200 ml Gemüsebrühe
10 g Schnittlauch
10 g Petersilie
Pfeffer
Salz

Das Gemüse bitte gründlich waschen und klein schneiden, die Zwiebel und die Knoblauchzehen schälen und klein hacken. Eine Pfanne mit Öl erhitzen, die Zwiebel, Karotten, Paprika und Knoblauch dazu geben und leicht andünsten. Dann kommen noch die Pilze dazu. Nach etwa 7 Minuten geben Sie die Bohnen dazu. Dann mit der Gemüsebrühe ablöschen und mit wenig Salz und Pfeffer würzen.

Zutaten (Zwei Personen)

220 g Reis (Vollkorn)
2 rote Beete
30 g getrocknete Heidelbeeren.
Olivenöl
Pfeffer
Salz
Senf
Petersilie
60g Feta Käse
Ein Esslöffel Sesamsamen
Essig (Balsamico)
Eine Zehe Knoblauch

Zunächst wird der Reis im Topf mit Salz und Wasser gargekocht.
Die rote Beete schälen, in kleine Scheiben schneiden und auf dem Backblech mit Olivenöl bestreichen, mit etwas Salz und Pfeffer würzen und bei 180 Grad im Backofen 35 Minuten rösten.
Essig, Salz, Öl, etwas Wasser, Senf, zerdrückter Knoblauch in eine Schüssel geben und gut mischen.
Den Reis geben Sie nun mit den Heidelbeeren und der klein gehackten Petersilie in die Schüssel und mischen alles durch. Dann folgt die rote Beete. Der Fetakäse wird mit dem Sesamsamen darüber verteilt.

Zutaten (Zwei Personen)

200g Paprika
200g Gurken
200g Karotten
150 g Erbsen
220 g Reis (Vollkorn)
150 ml Gemüsebrühe
Salz
Pfeffer

Das Gemüse wird erst gereinigt und dann in kleine Stücke geschnitten. Dann kochen Sie den Reis in einem Topf mit Salzwasser. Bitte nicht zu viel Salz verwenden. Paprika, Erbsen und Karotten kurz im Dampfgarer andünsten. Jetzt können Sie den Reis mit dem Gemüse mischen, mit Salz und Pfeffer würzen und in Tellern servieren.

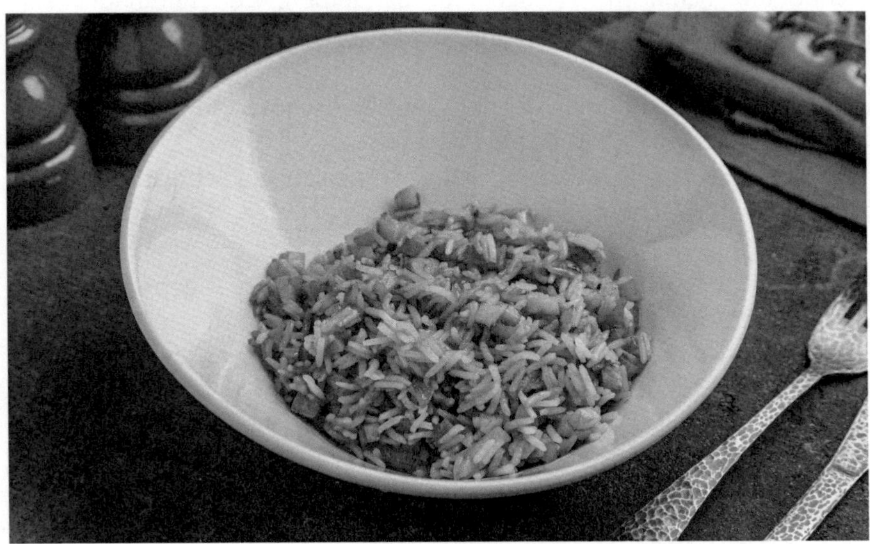

Zutaten (Zwei Personen)

1 Chinakohl
6 Zehen Knoblauch
6 Schalotten
2 Chilischoten
1 EL Kokosöl
1 reife Mango
25 g Mandeln
Schnittlauch
1 Limone
2 TL Sojasauce
Limonensaft
130 g Kokosnussmilch

Den Chinakohl waschen und zerteilen oder in kleine Stücke schneiden. Die Mango klein schneiden. Chilischoten in Scheiben schneiden. Schalotten in Scheiben schneiden. Den Knoblauch zerkleinern bzw. leicht zerdrücken.

In einer tiefen Pfanne werden die Chilischoten, Knoblauch und Schalotten für etwa 8 Minuten anbraten.
In einer Schüssel, Kokosnussmilch, Sojasauce, Schnittlauch und Limonensaft mischen.

Nun die Mango und den Chinakohl in eine Schüssel geben und das Dressing darüber verteilen. Dann Chili, die angebratenen Schalotten und Knoblauch in die Schüssel geben, leicht vermischen und die zerkleinerten Mandeln darüber geben.

Zutaten (Zwei Personen)

350 g Linsen
25 g Steinpilze
220 g Weißkohl
200g Champignons
Olivenöl, Salz
Pfeffer
1 Karotte
1 Zwiebel
Essig
Thymian
40 g Tomaten
2 Zehen Knoblauch
Petersilie
50 ml Weißwein

Geben Sie die Steinpilze für etwa 25 Minuten in eine Schüssel mit kochendem Wasser. Danach werden die Pilze aus dem Wasser genommen. Nun die Linsen, die zerteilte Karotte, die geschnittene Zwiebel und den Thymian in einen Topf geben und kurz aufkochen lassen, danach den Ofen auf kleine Stufe stellen und 30 Minuten auf dem stehen Herd lassen.
Danach alles in eine Schüssel geben.
Über die Linsen ein wenig Öl und Essig verteilen.
Den Weißkohl kleinschneiden und für etwa Minuten 15 im Topf mit Salzwasser kochen.

Nun werden die Pilze in einer Pfanne mit Öl anbraten.
Der zerdrückte Knoblauch und die Tomaten kommen auch in die Pfanne hinzu. Jetzt kommen der Weißwein und dann das Kochwasser der Pilze hinzu. Alles weiter kochen lassen.

Die angebratenen Pilze und den Weißkohl hinzugeben und immer wieder rühren.

Wenn ein großer Teil des Wassers verkocht ist, alles in die Schüssel mit den Linsen geben, mit Salz und Pfeffer würzen und Petersilie darüber geben.

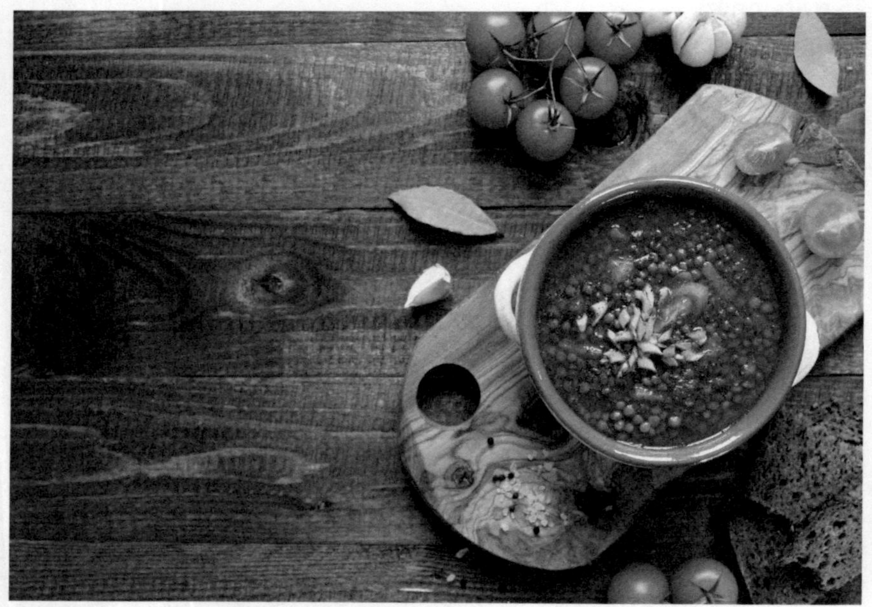

Zutaten (Zwei Personen)

450 g Dinkel Nudeln
300 g Tomaten (Cherry)
80 g magerer Schinken
1 Zwiebel
130 g Käse (z.B. Mozzarella) nach Wahl
50 g geriebener Käse
Pfeffer
Salz
Schnittlauch
Senf
Essig
50g Rucola
Basilikumblätter

In einem großen Topf werden die Nudeln mit viel Wasser und wenig Salz bissfest gekocht.

Den Schinken in einer kleinen Pfanne mit Öl leicht anrösten (2-3 Minuten). Die Zwiebel schälen und zerkleinern. Die Tomaten werden gewaschen und geviertelt. Dann die Nudeln, Schinken, Tomaten, die Zwiebel und den Käse samt Basilikum Blätter und Rucola in eine Schüssel geben und mischen. Oliven plus Essig darüber geben, mit Salz und Pfeffer würzen und dann vermischen. Anschließend geriebenen Käse über den Salat streuen.

Zutaten (Zwei Personen)

400 g Putenbrustfilet
400 g Reis (Vollkorn)
1 Zwiebel
3 Lauchzwiebeln
Curry
100 g Schlagsahne
150 g Gemüsebrühe
Salz
Pfeffer
Etwas Mehl

Das Filet waschen, trocknen, in kleine Stücke schneiden und mit Salz und Pfeffer würzen. Mit etwas Öl in der Pfanne anbraten und wieder herausnehmen.

Dann scheiden Sie die zuvor gewaschenen Zwiebeln klein. Die Lauchzwiebeln können in Ringe geschnitten werden. Diese werden zusammen in der Pfanne mit Öl kurz angebraten.
Nun kommen ein wenig Mehl und das Currypulver hinzu. Beides sollte unter ausdauerndem Rühren kurz angebraten werden.

Dann geben sie die Sahne plus Gemüsebrühe hinein. Alles wird zusammen mit dem Putenfleisch gekocht und mit Salz und Pfeffer gewürzt. Der Reis wird im Topf parallel für ca. 12 Minuten gargekocht.

Anschließend kann das Gericht serviert werden.

Zutaten (Zwei Personen)

1 Dose Bio Bohnen gemischt (350 g)
1 Gurke
200 g Tomaten (Cherry)
1 Zehe Knoblauch
1 Zwiebel
Petersilie
Salz
Pfeffer
Minze
2 EL Olivenöl
Zitronensaft

Die Gurken und Tomaten werden gewaschen und klein geschnitten. Sie kommen mit den Bohnen in eine Schüssel.

Die Zwiebel wird geschält und zerkleinert. Die Knoblauchzehe einfach zerdrücken und auch samt der Zwiebel in die Schüssel geben. Dann kommen noch Petersilie und Minze in die Schüssel.

In einer weiteren Schüssel werden Olivenöl, Zitronensaft, Pfeffer und Salz vermischt. Nun gibt man das Dressing über den Bohnensalat und mischt noch einmal durch.

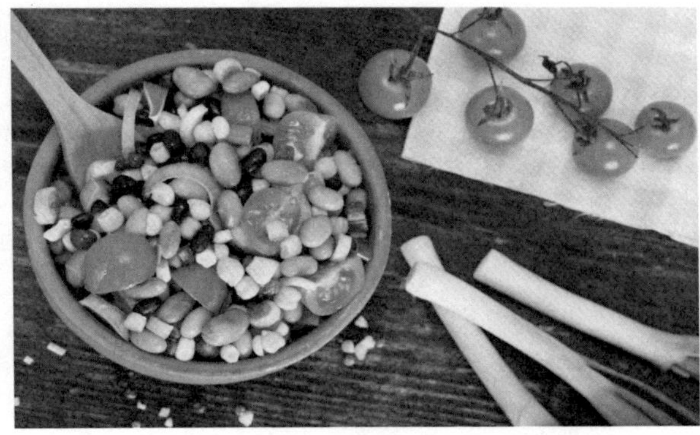

# Reisgemüse-Mix

Zutaten (Zwei Personen)

300g Reis (Vollkorn)
1 Zwiebel
200 g Brokkoli
50 g Erbsen
50 g Chinakohl
2 Zehen Knoblauch
1,5 Esslöffel Tomatenmark
Curry
1 Esslöffel Ingwer
Sojasauce
Pfeffer
Salz
Rapsöl

Den Reis in einem Topf mit Salz und Wasser für etwa 15 Minuten garkochen. Brokkoli, Erbsen, Chinakohl waschen und zerteilen. In einer tiefen Pfanne Öl erhitzen, die zerkleinerte Zwiebel, Knoblauch und Ingwer dazu geben und etwa 5 Minuten anbraten.

Jetzt Curry, Ingwer und Tomatenmark hinzugeben und für zwei Minuten kochen. Dabei bitte stets umrühren, damit nichts anbrennt.

Nun den Reis dazu geben und für 10 Minuten kochen.

Danach geben Sie die Sojasauce dazu und mischen alles gut durch. Dann wird der Chinakohl, der Brokkoli und die Erbsen dazu gegeben und bei abgedeckter Pfanne für 5 Minuten gegart. Bei Bedarf noch mit Pfeffer nachwürzen.

# Suppen

**Sauerkraut-Suppe**

Zutaten (Zwei Personen)

1 Kartoffel
1 Karotte
½ Stange Lauch
750 ml Gemüsebrühe
150 g Sauerkraut
1 TL Curry
100g Saure Sahne
1 EL Olivenöl
1 Zehe Knoblauch
2 Scheiben Vollkornbrot
Pfeffer

Die Kartoffel und die Karotte schälen und grob reiben. Den Lauch bitte waschen und in kleine Stücke schneiden. Das Sauerkraut schneiden Sie auch klein. Die Gemüsebrühe kommt in einen Topf und wird mit Curry und etwas Pfeffer für etwa 15 Minuten gekocht. Dann saure Sahne dazu geben und mit wenig Pfeffer würzen. Den Knoblauch bitte schälen und klein schneiden. Das Vollkornbrot mit etwa Öl und Knoblauch bestreichen und servieren.

Zutaten (Zwei Personen)

150 g rote Linsen
1 Zwiebel
1 Zehe Knoblauch
1 EL Rapsöl
400 ml Gemüsebrühe
250 g passierte Tomaten
1TL Kümmel (gemahlen)
1 TL Curry
Salz
Pfeffer
Zitronensaft

Zuerst schälen sie die Zwiebel und die Knoblauchzehe und schneiden diese klein. Dann dünsten Sie Knoblauch und Zwiebel in einer Pfanne mit etwas ÖL leicht an und geben dann die passierten Tomaten hinzu.

Geben Sie die Linsen dazu und dünsten diese ebenfalls leicht an. Dann kommt alles mit Gemüsebrühe in einen Topf und wird für 20 Minuten leicht gekocht. Noch einmal passierte Tomaten hinzugeben und kochen lassen. Dann kommen Salz, Pfeffer, Kümmel sowie der Zitronensaft (nach Bedarf) dazu. Die Suppe wird mit dem Pürierstab locker geschlagen und dann serviert.

Zutaten (Zwei Personen)

5 Zwiebeln
200 g Lauch
20 g Schnittlauch
Ein Liter Gemüsebrühe
2 EL Rapsöl
Pfeffer
Salz

Die Zwiebeln schälen und klein schneiden. Dann in einer kleinen Pfanne mit etwas Öl andünsten. Nun kommt die Gemüsebrühe in einen Topf. Den Lauch waschen und klein schneiden. Die Zwiebeln und der Lauch kommen mit etwas Öl in den Topf. Alles wird zum Kochen gebracht und danach für etwa 40 Minuten erhitzt. Dann bitte den Schnittlauch dazu geben und mit Salz und Pfeffer nachwürzen.

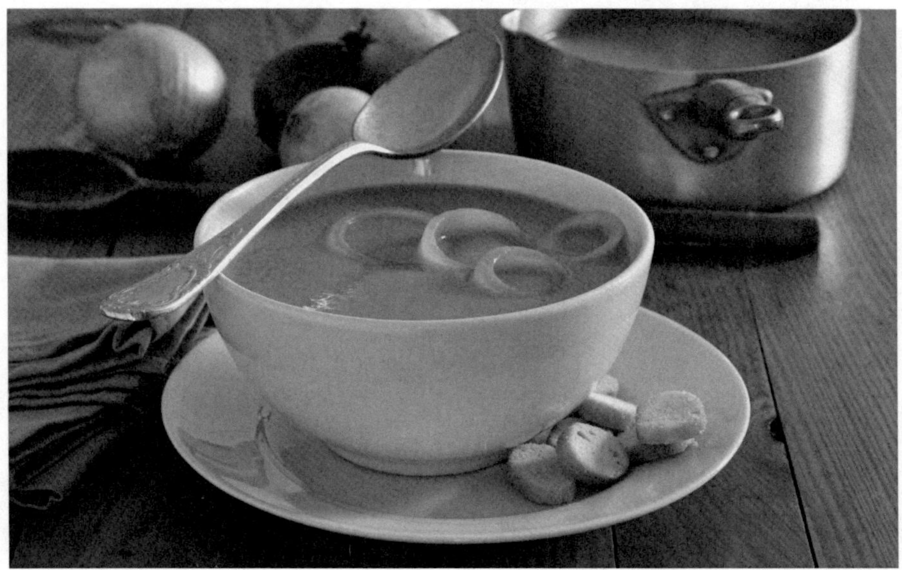

Zutaten (Zwei Personen)

200 g Karotten
1 Kartoffel
1 Zwiebel
10 g frischen Ingwer
400 ml Gemüsebrühe
100 ml Orangensaft
2 EL Olivenöl
1 El Saure Sahne
Schnittlauch
Pfeffer

Die Karotten, die Kartoffel und die Zwiebel bitte schälen und klein schneiden. Alles in einer Pfanne mit Öl kurz anbraten und dann mit 100 ml Gemüsebrühe für 15 Minuten garen. Danach herausnehmen und pürieren. Dann kommt der Orangensaft dazu. Alles wird mit saurer Sahne vermischt und mit Pfeffer nachgewürzt. Anschließend noch Schnittlauch darüber verstreuen.

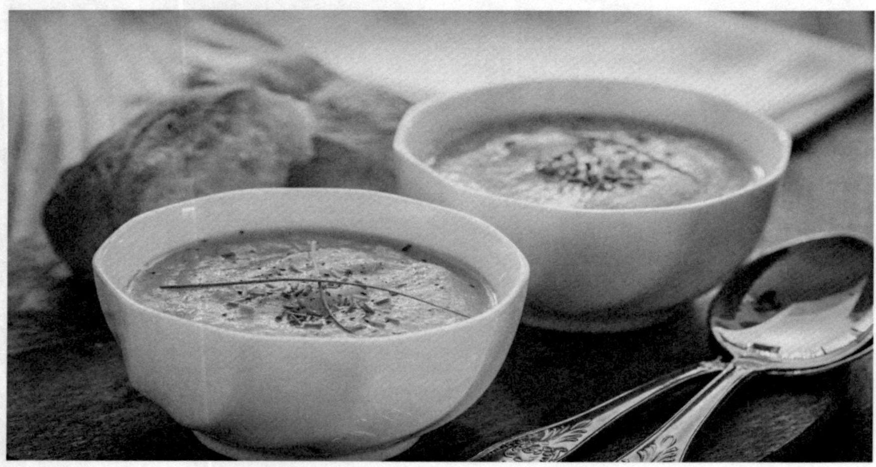

Zutaten (Zwei Personen)

Ein Hähnchen (Bio - Qualität)
Wasser
2 Zwiebeln
180 g Reis (Vollkorn)
3 Karotten
1 Zehe Knoblauch
100g Erbsen
2 Zwiebeln
250 g Lauch
150g Sellerie
1 Paprika
Pfeffer
Salz
Petersilie
Schnittlauch

Das Huhn gut waschen, trocknen und mit Salz und Pfeffer würzen. Dann das Huhn, Knoblauch, die Zwiebel mit dem Reis in einen Topf geben und für etwa 30 Minuten garkochen. Das Fleisch vom Huhn großzügig abtrennen bzw. abschneiden und erneut in den Topf geben. Die Erbsen sowie der zerkleinerte Lauch und der geschnittene Sellerie werden jetzt in den Topf gegeben und für 12 Minuten gekocht. Dann folgen die Karotten. Je nach Bedarf noch einmal mit Salz und Pfeffer würzen. Schnittlauch und Petersilie in die Suppe geben und dann servieren.

Zutaten (Zwei Personen)

1 Zwiebel
1 Zehe Knoblauch
2 Karotten
300 ml Gemüsebrühe
400 ml Wasser
250 g Tomaten
1 EL Olivenöl
Pfeffer
Salz

Die Karotten waschen, schälen und klein schneiden. Ebenso die Zwiebel und die Knoblauchzehe schälen und klein schneiden.

Die Tomaten waschen und würfeln.

Zunächst erhitzt man Öl in einem Topf. Die Zwiebel, Knoblauch und Karotten werden für etwa 3 Minuten leicht angebraten.

Dann Wasser, Gemüsebrühe und Tomaten zusammen in den Topf geben und kochen lassen. Ca. 35 Minuten köcheln lassen und mit Pfeffer und Salz zum Schluss nachwürzen.

Zutaten (Zwei Personen)

1 Zwiebel
1 Gurke
300 ml Gemüsebrühe
400 ml Wasser
250 g Tomaten
1 EL Olivenöl
Pfeffer
Salz

Die Zwiebel bitte schälen und klein schneiden. Dann waschen Sie die Gurke und schneiden diese in kleine Scheiben.

Die Tomaten bitte waschen und kleine schneiden.
Dann erhitzt man Öl in einem Topf. Die Zwiebel wird für etwa 3 Minuten leicht gedünstet.

Dann Wasser, Gemüsebrühe und Tomaten zusammen in den Topf geben und kochen. Etwa 30 Minuten bei mittlerer Temperatur köcheln lassen und mit Pfeffer und Salz würzen.

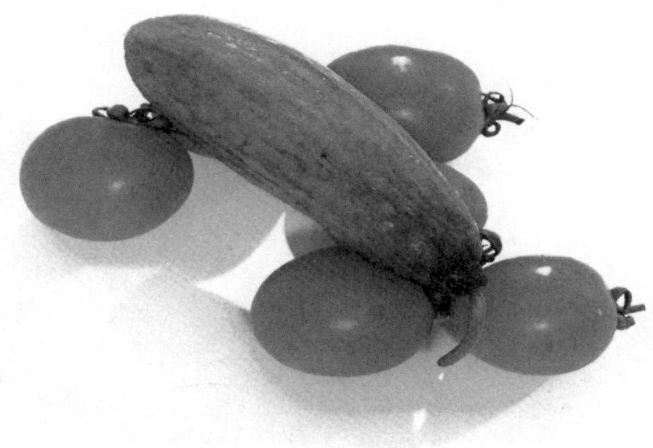

Zutaten (Zwei Personen)

250 g Lauch
1 Zehe Knoblauch
20 g Schnittlauch
1 Liter Gemüsebrühe
2 EL Rapsöl
Pfeffer
Salz

Den Lauch gut waschen und klein schneiden. Die Knoblauchzehe schälen und mit einer Gabel zerdrücken. Alles zusammen kommt in einen Topf mit der Gemüsebrühe und muss für etwa eine halbe Stunde kochen. Dabei erst erhitzen und dann die Temperatur reduzieren. Dann geben Sie das Öl dazu und würzen mit Salz und Pfeffer.

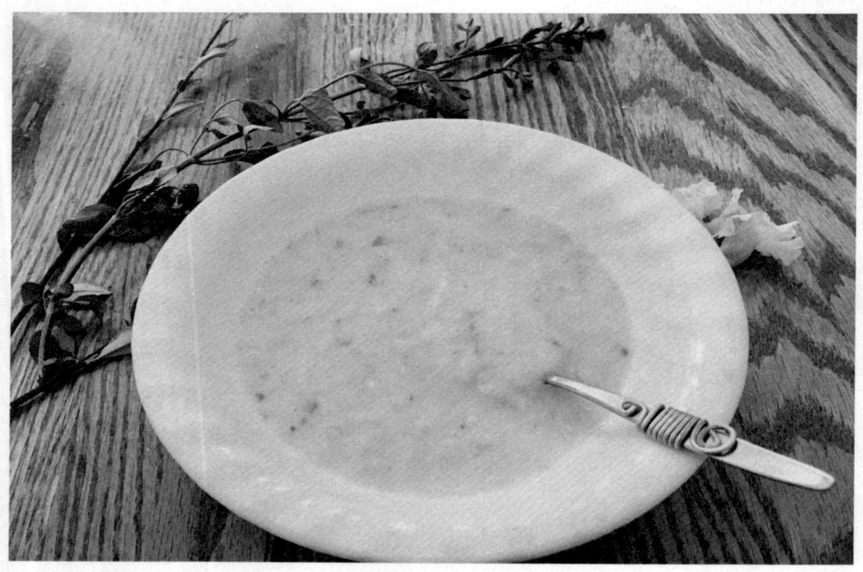

Zutaten (Zwei Personen)

250 g Weißkohl
150 g Rotkohl
2 Karotten
300 ml Gemüsebrühe
400 ml Wasser
250 g Tomaten
1 EL Olivenöl
Pfeffer
Salz

Den Weißkohl und Rotkohl waschen und klein schneiden. Die Karotten ebenfalls waschen, schälen und klein schneiden.
Dann waschen Sie die Tomaten und zerkleinern diese. Alles zusammen kommt in einen Topf mit Gemüsebrühe und Wasser.

Kochen sie den Inhalt mindestens für eine Stunde. Dabei erst erhitzen und dann nach kurzer Zeit die Temperatur reduzieren.

Gegen Ende der Kochzeit Olivenöl dazu geben. Anschließend mit Salz und Pfeffer noch nachwürzen.

Zutaten (Zwei Personen)

250 g Brokkoli
100 g Blumenkohl
Eine Zehe Knoblauch
20 g Schnittlauch
Ein Liter Gemüsebrühe
2 EL Rapsöl
Petersilie
Pfeffer
Salz

Der Blumenkohl und der Brokkoli werden erst gut gewaschen und in Röschen zerteilt. Die Knoblauchzehe schälen und klein schneiden.

Einen Topf mit Gemüsebrühe erhitzen, dann den Brokkoli und Blumenkohl dazugeben. Nachdem der Inhalt etwa eine halbe Stunde gekocht wurde, geben Sie den Knoblauch, das Rapsöl und den Schnittlauch dazu. Danach noch einmal eine halbe Stunde köcheln lassen und mit Pfeffer und Salz würzen. Mit etwas Petersilie zum Schluss garnieren.

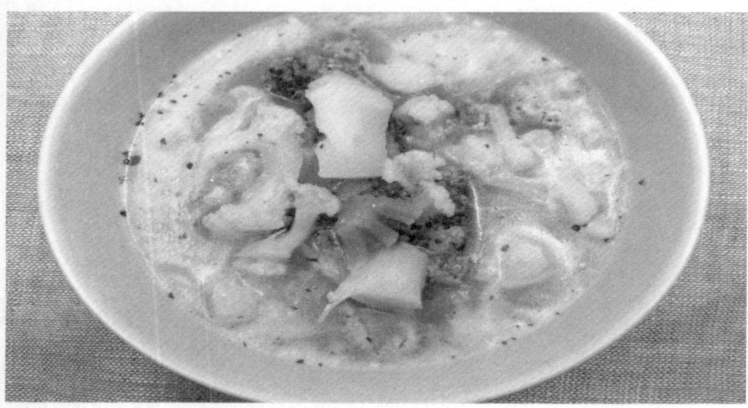

# Kartoffelsuppe mit Lauch

Zutaten (Zwei Personen)

6 Kartoffeln
2 Zwiebeln
300 g Lauch
1 Zehe Knoblauch
20 g Schnittlauch
1 Liter Gemüsebrühe
2 EL Rapsöl
Petersilie
Pfeffer
Salz

Die Kartoffeln bitte schälen, zerkleinern und in einem Topf mit Wasser kochen. Währenddessen können Sie die Zwiebeln schälen und klein schneiden. Den Lauch waschen und klein schneiden.

Den Knoblauch schälen und zerkleinern. Dann nehmen Sie die Kartoffeln vom Herd und zerstampfen diese zu einer breiigen Masse.

Diese kommt mit der Gemüsebrühe in den Topf und wird gekocht. Geben Sie den Lauch, die Zwiebeln und den Knoblauch dazu und vermischen alles gut. Dann noch Rapsöl und Schnittlauch dazu geben und für etwa eine Stunde köcheln lassen. Zum Schluss kommt noch Petersilie hinzu. Mit Pfeffer und Salz würzen und servieren.

Diese Suppe weckt die Lebensgeister in Ihnen. Sie kann an den nächsten Tagen auch noch konsumiert werden, wenn sie gekühlt aufbewahrt wird.

# Desserts

Spaß und Freude gehören zum Leben. Das gilt auch für eine gesunde Ernährung. Trotz gesunder Lebensweise und Ernährung muss niemand auf leckere Desserts verzichten.

Gesundes Essen mit Spaß? Das funktioniert gut mit Gemüse und Obst in allen Variationen. Die Rezepte eignen sich auch für kleine Zwischenmahlzeiten, oder wenn es wirklich schnell gehen muss. Eine gesunde Ernährung bedeutet nicht Verzicht, sondern eher Bereicherung im Speiseplan.

## Waldbeeren mit Minze

Zutaten (Eine Person)

100 g Waldbeeren (Heidelbeeren, Himbeeren, Brombeeren)
250 ml Buttermilch
1 TL frische Minze
1 EL Waldhonig

Die Beeren, Minze und Buttermilch geben Sie in den Mixer, mischen alles für etwa 3 - 5 Minuten. Ja nach Bedarf mit Waldhonig abschmecken und dann servieren.

Zutaten (Eine Person)

200 ml Spinatsaft
1 Orange
1TL Zimt

Die Orange wird geschält, entkernt und in kleine Stücke geschnitten.
Mit dem Spinatsaft kommt die Orange und der Zimt in den Mixer.
Anschließend noch mit Eiswürfel ergänzen.

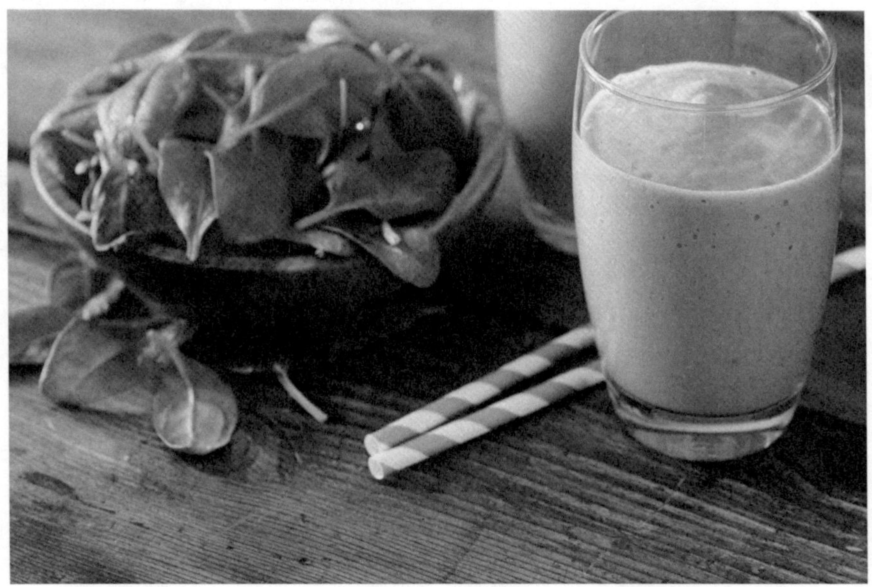

## Bananen-Smoothie mit Beeren

Zutaten (Eine Person)

1 Banane
30 g Himbeeren
30 g Heidelbeeren
200 ml Mineralwasser
1 TL Rapsöl

Die Banane bitte schälen und klein schneiden. Die Beeren waschen und zusammen mit dem Rapsöl in den Mixer geben. Dann alles gut vermischen.

## Tofu - Obstcreme

Zutaten (Zwei Personen)

150 g Tofu
1 Banane
1 Mango
1 Prise Vanille Bourbon
½ TL Xucker

Die Banane schälen und klein schneiden. Das Fruchtfleisch der Mango ausschälen und zusammen mit dem Tofu, Banane, Vanille und Xucker ausreichend pürieren. Die Creme in zwei kleine Schüssel geben und servieren.

Zutaten (Eine Person)

1 Aprikose
200 ml Mineralwasser
50 g Chinakohl
1 TL Zimt
½ TL Curry

Die Aprikose waschen und zerteilen. Den Chinakohl waschen, in kleine Stücke schneiden. Alles zusammen mit Mineralwasser, Zimt und Curry in den mixen geben und gut vermischen.

**Pfirsich-Birne Smoothie**

Zutaten (Eine Person)

1 Pfirsich
1 Birne
200 ml Mineralwasser
1TL Zimt
1TL Curry

Den Pfirsich und die Birne waschen und in kleine Stücke schneiden. Dann geben Sie die Fruchtstücke, das Mineralwasser in den Mixer zum Vermischen. Anschließend kommen noch Zimt und Curry hinzu. Noch einmal kurz mischen und dann servieren. Sollte der Mix zu zähflüssig sein, etwas Mineralwasser nachgießen.

## Birnen-Drink

Zutaten (Zwei Personen)

160 ml Wasser
400 ml Birnensaft
1 EL Mandelmus
½ TL Zimt

Geben Sie die Zutaten in den Mixer und mischen gut durch. Dann in zwei Gläser abfüllen und genießen.

## Spinat-Smoothie

Zutaten (Eine Person)

1 Limette
50g Spinat
10 g Schnittlauch
200 ml Mineralwasser
1 Minze

Erst wird der Spinat gewaschen und klein geschnitten. Dann schälen Sie die Limette, entfernen möglichst alle weißen Bestandteile der Schale und schneiden sie ebenfalls klein. Schnittlauch waschen und auch bitte klein schneiden.
Alles zusammen in den Mixer geben und gut vermischen. Zum Schluss den Smoothie noch mit Minze garnieren.

Zutaten (Eine Person)

50 g Kopfsalat
50 g Eisbergsalat
50 g Feldsalat
½ Zitrone
1 Orange (süß)
250 ml Mineralwasser
1 Minze

Hier haben wir eine etwas „härtere" Variante eines Gemüse - Frucht Smoothies. Den Salat gut waschen und zerkleinern. Die Zitrone bitte in zwei Hälften schneiden und eine Hälfte über dem Mixer auspressen. Die Orange schälen, entkernen und klein schneiden. Alles kommt mit dem Mineralwasser in den Mixer und wird gut vermischt. Das Ergebnis wird noch mit Minze nach Bedarf garniert.

Zutaten (Eine Person)

1 Apfel (süß)
½ Gurke
30 g Kopfsalat
2 Scheiben Ingwer
200 ml Mineralwasser
1 TL Rapsöl

Den Apfel waschen und zerkleinern. Die Gurke wird gewaschen und in Scheiben geschnitten. Der Kopfsalat wird ebenfalls gewaschen und zerkleinert. Nun schälen Sie den Ingwer und schneiden zwei Scheiben von einer frischen Knolle ab. Alles zusammen mit dem Rapsöl und dem Wasser kommt in den Mixer und wird gut vermischt.

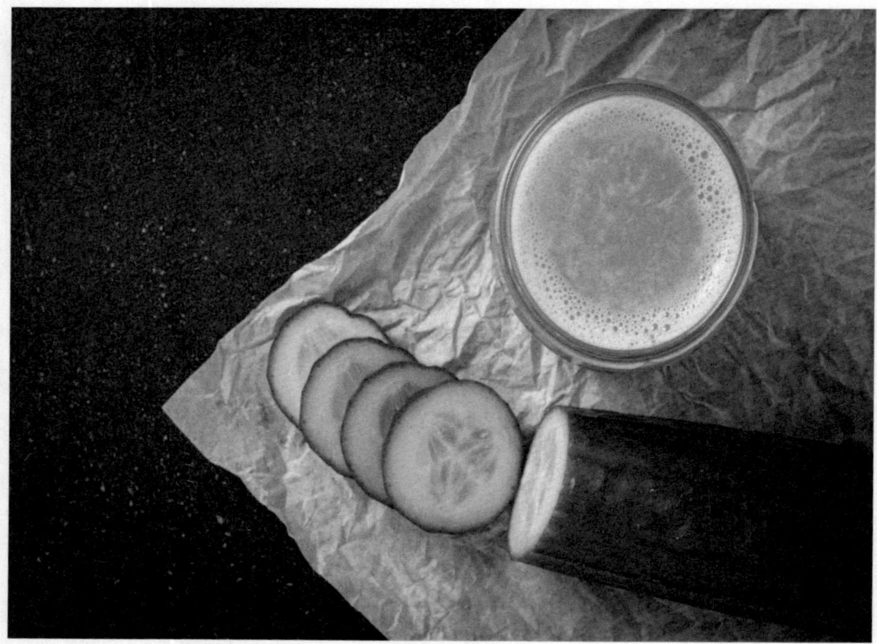

# Himbeere-Smoothie

Zutaten (Eine Person)

40 g Himbeeren
1 Aprikose
20 g Kopfsalat
200 ml Mineralwasser
1 Minze
1 TL Rapsöl

Waschen Sie die Himbeeren und die Aprikose. Diese wird entkernt und klein geschnitten. Der Kopfsalat wird auch gewaschen und zerkleinert. Nun geben Sie alles in den Mixer und schütten das Öl hinein. Dann gut vermischen und mit der Minze garnieren.

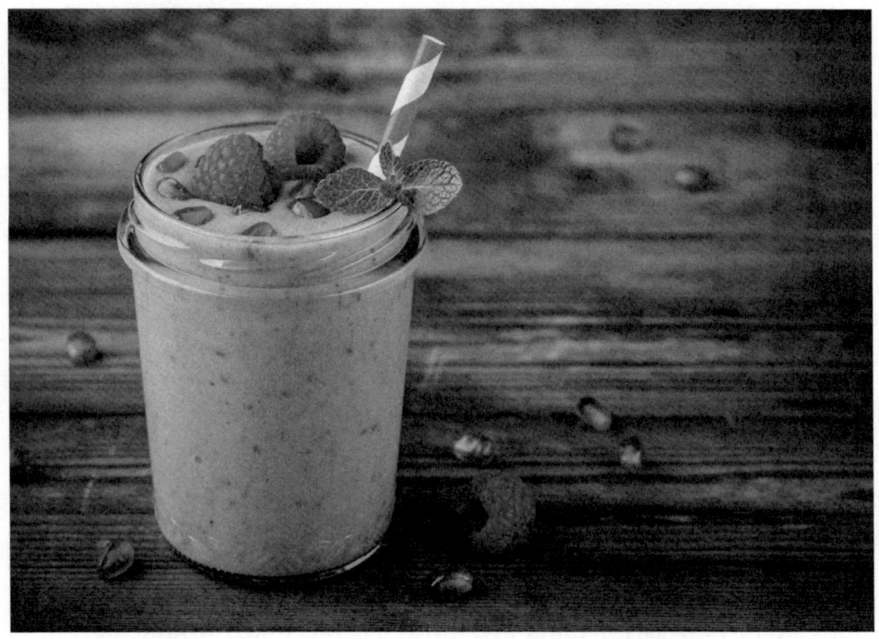

# Erdbeeren-Smoothie

Zutaten (Eine Person)

8 Erdbeeren
1 Apfel
50 g Eisbergsalat
200 ml Mineralwasser
1 TL Sesamöl

Den Apfel waschen und klein schneiden. Die Erdbeeren werden natürlich auch gewaschen und gründlich gereinigt. Ebenso gilt dies für den Salat, der zerkleinert wird. Alles in den Mixer geben und vermischen.

# Bananencreme-Smoothie

Zutaten (Eine Person)

1 Banane
1 Birne
80 ml Sojamilch
20 ml Sahne (fett)
100 ml Mineralwasser
1 TL Rapsöl
1TL Zimt

Die Banane schälen und klein schneiden. Die reife Birne waschen und klein schneiden. Die Sojamilch, Zimt, Rapsöl und die Sahne mit dem Wasser in den Mixer geben. Dann noch die Banane und die Birne dazu geben und gut vermischen.

145

Zutaten (Eine Person)

30 g dunkle Schokolade (mindestens 70 % Kakaoanteil)
1 Banane
100 ml Sojamilch
20 ml Sahne
100 ml Mineralwasser
1TL Zimt
1TL Rapsöl

Die Schokolade bitte zerhacken. Die Banane schälen und klein schneiden, dann zusammen mit der Schokolade, der Sojamilch und der Sahne in den Mixer geben. Mineralwasser, Zimt und Rapsöl dazu geben und gut vermischen.

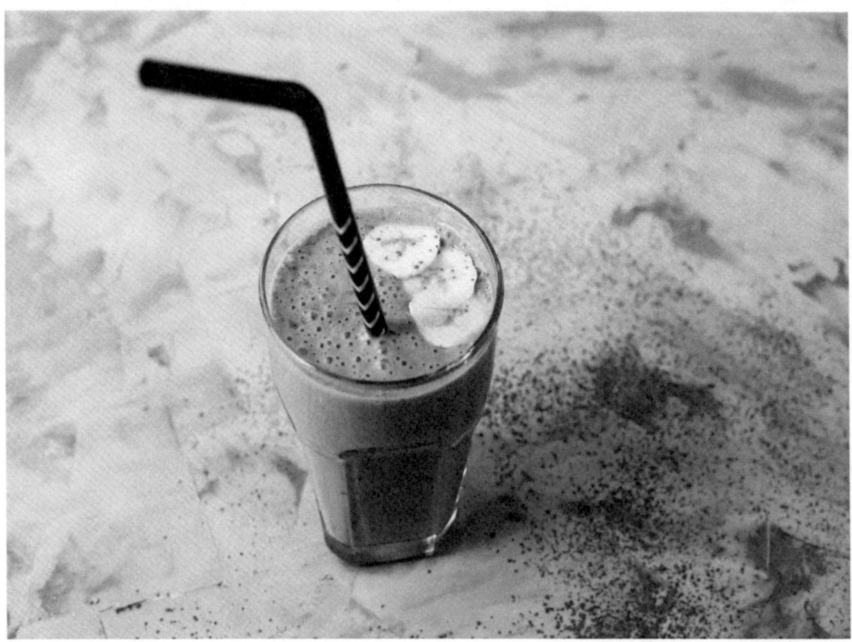

Zutaten (Eine Person)

50 g Kopfsalat
50 g Chinakohl
50 g Eisbergsalat
1 Tomate
100 g Gurke
200 ml Mineralwasser
1TL Zimt
1 TL Rapsöl
1TL Curry

Den Salat waschen und klein schneiden. Die Tomate ebenfalls waschen und klein schneiden. Die Gurke wird auch gewaschen und in Scheiben geschnitten. Dann bitte alles zusammen in den Mixer geben. Mineralwasser zugießen, dann Zimt, Öl und den Curry dazu geben und vermischen.

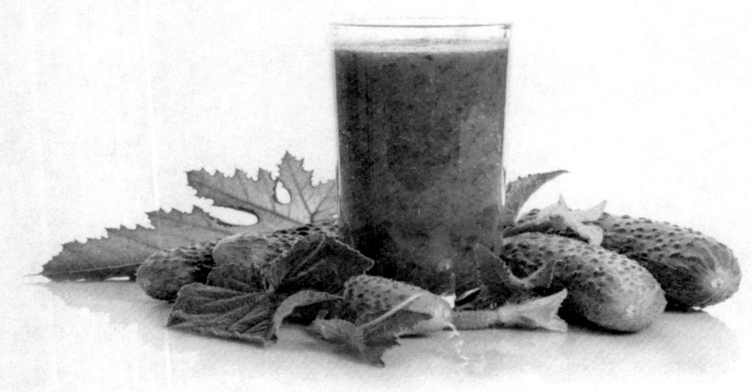

Zutaten (Eine Person)

1 Apfel (süß)
½ Zucchini
30 g Kopfsalat
2 Scheiben Ingwer
200 ml Mineralwasser
1 TL Rapsöl

Den Apfel waschen und zerkleinern. Die Zucchini waschen und in Scheiben schneiden. Der Kopfsalat wird ebenfalls gewaschen und zerkleinert. Nun schälen Sie den Ingwer und schneiden zwei Scheiben von einer frischen Knolle ab.
Alles zusammen mit dem Rapsöl und dem Wasser kommt in den Mixer und wird gut vermischt.

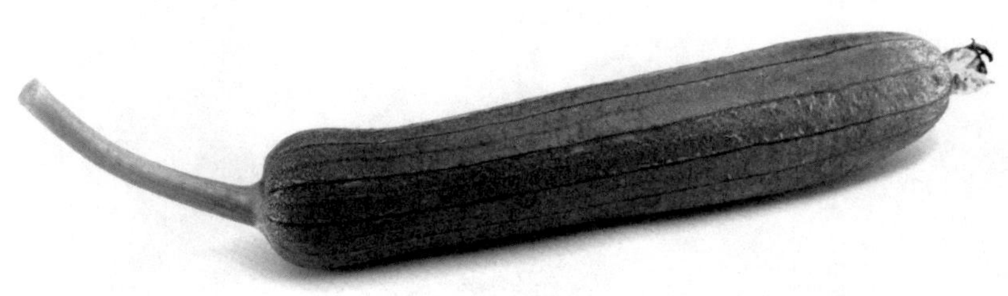

Zutaten (Eine Person)

1 Apfel
½ Gurke
Ein wenig Petersilie
1 kleines Stück Ingwer
20 ml Zitronensaft
1TL Leinöl
Wasser

Den gewaschenen Apfel, die Gurke und die Petersilie in kleine Stücke schneiden und mit dem Leinöl, dem geschälten klein gehackten Ingwer dem Zitronensaft und Wasser in den Mixer geben und gut mischen.

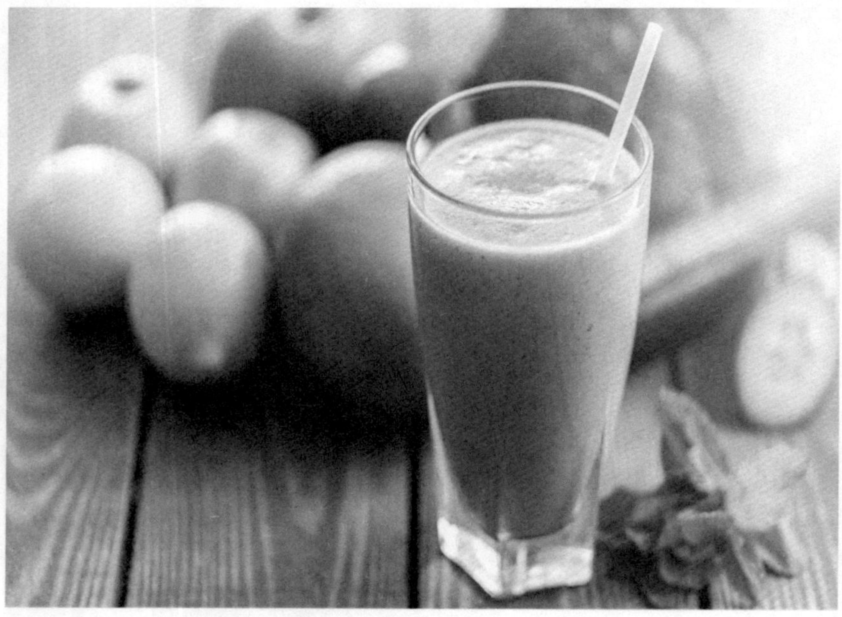

Zutaten (Eine Person)

130 g Nektarinen
80 g Kiwi
120 g Quark (mager)
Etwas Wasser
2TL Joghurt
Zitronensaft
20 g Sesamsamen

Die Nektarine und die Kiwi sollten gewaschen werden. Dann schneiden Sie die Nektarine in kleine Stücke. Die Kiwi bitte schälen und ebenfalls in kleine Stücke schneiden. Dann den Quark mit Wasser und Joghurt vermischen. Anschließend etwas Zitronensaft und die Nektarine plus Kiwi in die Masse geben und noch einmal mischen. Dann mit Sesamsamen bestreuen und servieren.

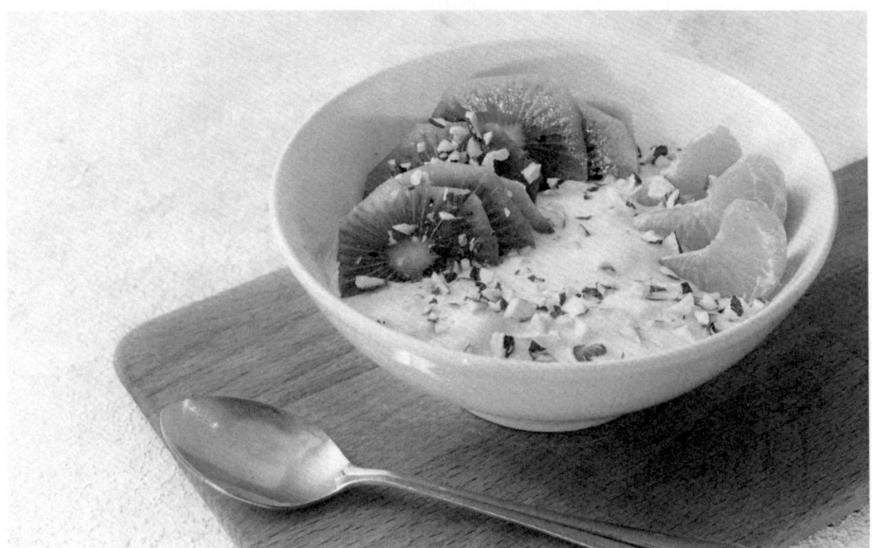

Zutaten (Eine Person)

240 g Pfirsiche
6 rote Weintrauben ohne Kerne
½ Nektarine
150 ml Mineralwasser
Minze
1 TL Rapsöl
1TL Zitronensaft

Die Pfirsiche gut waschen und in kleine Stücke schneiden.
Die Weintrauben ebenfalls waschen. Die Nektarine auch gut waschen und aufschneiden. Alles zusammen kommt mit dem Mineralwasser in den Mixer. Geben Sie noch das Öl und den Zitronensaft dazu. Dann vermischen. Zum Schluss garnieren Sie noch mit Minze.

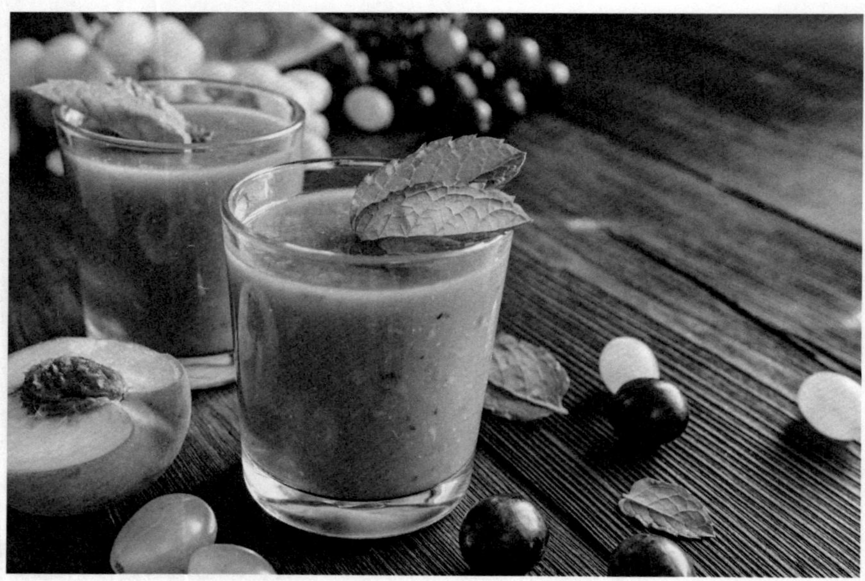

Zutaten (Eine Person)

200 g Wassermelone
1 Apfel
150 ml Mineralwasser
Minze
1 TL Rapsöl
1TL Zitronensaft
1 TL Zimt

Die Wassermelone klein schneiden und Kerne entfernen. Der Apfel wird gewaschen und in kleine Stücke geschnitten. Dann alles zusammen mit dem Öl, Wasser, Zitronensaft und Zimt in den Mixer geben und vermischen. Die Minze dient zum Garnieren.


**Birnen-Banane-Smoothie**

Zutaten (Eine Person)

200 ml Wasser
2 Blätter Weißkohl
1 Birne
1 Banane
wenig Petersilie
wenig Löwenzahn

Zuerst waschen Sie das Obst gründlich und zerkleinern es grob. Dann bitte alles in den Mixer geben und pürieren.

Zutaten (Eine Person)

200 g Honigmelone
1 Birne
150 ml Mineralwasser
Minze
1 TL Rapsöl
1TL Zitronensaft
1 TL Zimt

Schneiden Sie die Honigmelone auf und schälen sie das Fruchtfleisch ohne Kerne heraus. Die Birne bitte waschen und klein schneiden. Alles zusammen kommt mit dem Rapsöl, Wasser, Zitronensaft und Zimt in den Mixer. Dann gut vermischen. Zum Schluss mit Minze garnieren und servieren.

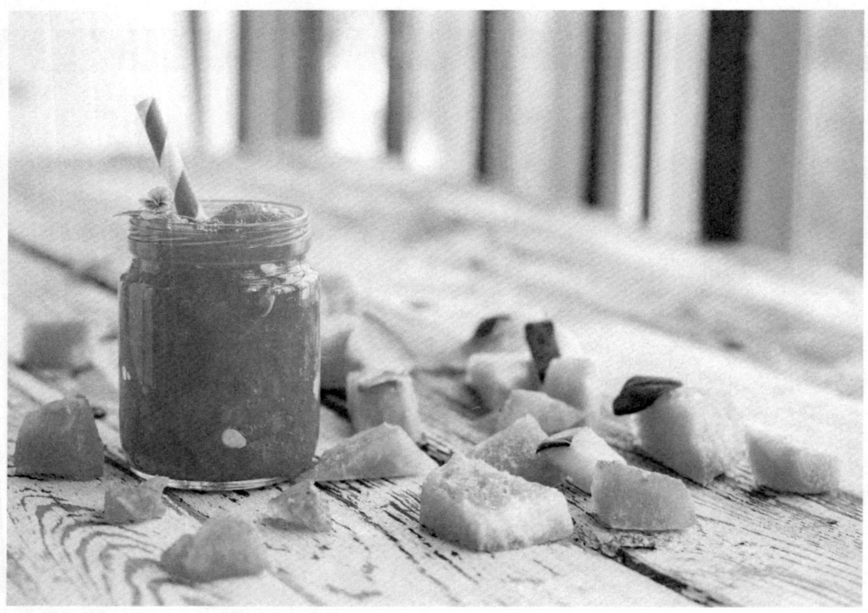

Zutaten (Eine Person)

240 g Wassermelone
5 Weintrauben ohne Kerne
1/2 Nektarine
150 ml Mineralwasser
Minze
1 TL Rapsöl
1TL Zitronensaft

Die Wassermelone bitte aufschneiden und das Fruchtfleisch ausschälen. Die Weintrauben gut waschen. Die Nektarine ebenfalls gut waschen und aufschneiden. Alles zusammen kommt mit dem Mineralwasser in den Mixer. Geben Sie noch das Öl und den Zitronensaft dazu. Dann vermischen. Zum Schluss garnieren Sie noch mit Minze.

## Heidelbeeren-Avocado-Smoothie

Zutaten (Eine Person)

100 g Heidelbeeren
1 Banane
50 g Salat (Kopfsalat)
2 EL Leinsamen
300 ml Wasser
½ TL Zimt

Die Heidelbeeren werden gut gewaschen. Banane bitte schälen und in kleine Scheiben schneiden. Der Salat wird gewaschen und zerkleinert. Dann bitte alles in den Mixer geben und mit Wasser, Leinsamen und Zimt vermischen.

## Himbeeren-Quark

Zutaten (Eine Person)

120 g Himbeeren
120 g Quark (mager)
etwas Wasser
2TL Joghurt
Zitronensaft
Minze

Die Himbeeren erst gut waschen. Dann den Quark mit Wasser und Joghurt vermischen. Anschließend etwas Zitronensaft und die Himbeeren in die Masse geben und noch einmal mischen. Dann mit Minze garnieren und servieren.

Zutaten (Eine Person)

1 Mango
1 kleine Honigmelone
10 g Ingwer
1 TL Zimt
1 TL Curry
40 g Quark (mager)
100 g Naturjoghurt

Die Mango und die Honigmelone aufschneiden und mit einem Löffel das Fruchtfleisch in eine Schüssel geben. Den Quark und den Joghurt dazu geben und pürieren. Dann den Ingwer klein schneiden und auch dazu geben. Zimt und Curry einstreuen und dann noch einmal pürieren.

Zutaten (Eine Person)

1 Pfirsich (süß)
1 reife Aprikose
120 g Quark (mager)
etwas Wasser
2TL Joghurt
Zitronensaft
Minze
1 Dattel

Die Aprikose und den Pfirsich erst gut waschen und klein schneiden. Dann den Quark mit Wasser und Joghurt vermischen. Anschließend etwas Zitronensaft und den Pfirsich plus Aprikose in die Masse geben und noch einmal mischen. Die Dattel schneiden Sie bitte klein und geben diese dazu.   Dann mit Minze garnieren und servieren.

Zutaten (Eine Person)

1 Avocado
2 Birnen
1EL Zitronensaft
50 g Quark (mager)
100 g Naturjoghurt
etwas Wasser
1 TL Zimt
1 Dattel

Die Avocado aufschneiden, das Fruchtfleisch mit einem Löffel ausschälen und in eine Schüssel geben. Die Birnen werden gewaschen und in kleine Stücke geschnitten. Dann den Quark und das Joghurt dazu geben und mit etwas Wasser vermischen bzw. pürieren. Die Birnen nun in die Schüssel gegen und noch einmal pürieren. Jetzt schneiden Sie die Dattel klein und geben diese dazu. Zuletzt den Zitronensaft und Zimt einstreuen und erneut vermischen.

Zutaten (Zwei Personen)

1 Orange
1 Apfel
1 Nektarine
1 Pfirsich
1EL Zitronensaft
1 EL Leinöl
½ TL Zimt
25 g Cashewkerne
20 g Mandeln

Die Orange schälen, klein schneiden und entkernen. Den Apfel, die Nektarine und den Pfirsich waschen und klein schneiden. Alles zusammen kommt in eine Schüssel. Dann geben Sie den Zitronensaft, das Leinöl plus Zimt dazu und mischen gut durch.
Anschließend rösten Sie die zerkleinerten Nüsse in einer kleinen Pfanne kurz an und geben diese dann in den Obstsalat.
Die Cashewkerne darüber streuen und servieren.

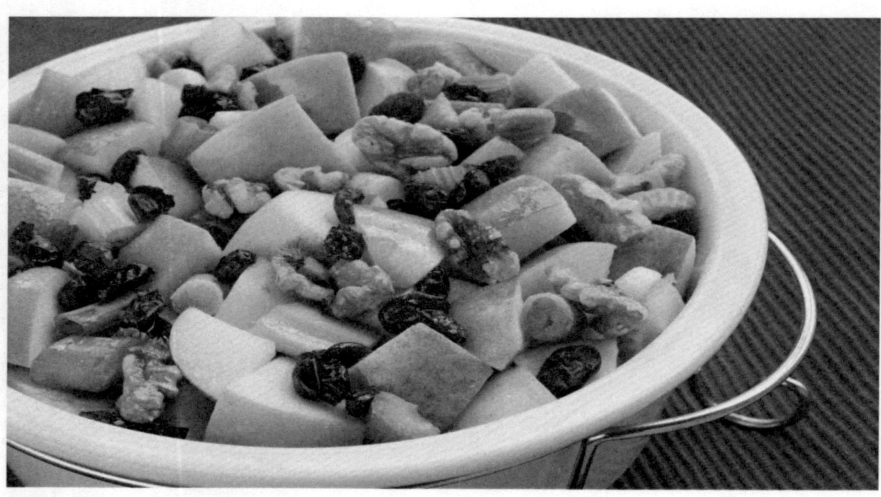

Zutaten (Eine Person)

100 g Pfirsich
100 g Birne
120 g Quark (mager)
etwas Wasser
2TL Joghurt
Zitronensaft
20 g Sesamsamen

Der Pfirsich und die Birne müssen gut gewaschen werden. Dann bitte entkernen und zerteilen. Anschließend den Quark mit Wasser und Joghurt vermischen. Dann etwas Zitronensaft, den Pfirsich und die Birne in die Masse geben und noch einmal mischen. Nun mit Sesamsamen bestreuen und servieren.

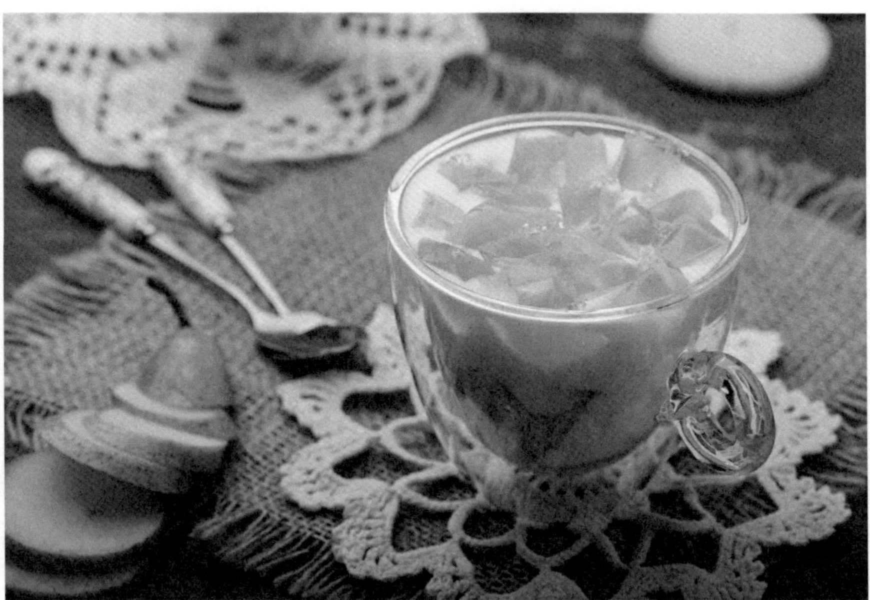

Zutaten (Eine Person)

50 g Quark
30 ml Sahne
½ Mango
1 EL Olivenöl

Die Mango wird zuerst geschält, entkernt und zerkleinert. Dann die Mango, den Quark, die Sahne und das Olivenöl in den Mixer geben und gut mischen.


**Joghurt pikant**

Zutaten (Eine Person)

1 Naturjoghurt
1TL Leinöl
1/2 TL Curry
1 Scheibe Ingwer (frisch)
1TL Zimt
Stevia

Den Ingwer schälen und eine kleine Scheibe abschneiden. Diese klein hacken und in den Joghurt geben. Dann folgen Curry, Leinöl und Zimt. Gut vermischen. Je nach Bedarf mit wenig Stevia süßer gestalten.

Zutaten (Eine Person)

1 Banane
1 Nektarine
1 Pfirsich
1EL Zitronensaft
1 EL Leinöl
½ TL Zimt
25 g Cashewkerne

Erst schälen und zerteilen Sie die Banane. Dann werden die Nektarine sowie der Pfirsich gewaschen und klein geschnitten. Geben Sie alles zusammen in eine Schüssel. Dann folgen der Zitronensaft und das Leinöl. Bitte gut vermischen und noch Zimt dazu geben. Die Cashewkerne darüber streuen und servieren.

Zutaten (Zwei Personen)

2 kleine Bananen
200 g Joghurt (1,5%)
1 EL Limettensaft
1 EL Leinöl
½ TL Zimt

Erst werden die Bananen geschält und in Scheiben klein geschnitten. Dann mischen Sie das Leinöl in den Joghurt und geben es über die Bananenscheiben. Anschließend streuen sie Zimt darüber.

**Heidelbeeren-Quark**

Zutaten (Eine Person)

150 g Heidelbeeren
120 g Quark (mager)
etwas Wasser
2TL Joghurt
Zitronensaft
20 g Sesamsamen

Die Heidelbeeren müssen gut gewaschen werden. Dann den Quark mit Wasser und Joghurt vermischen. Anschließend etwas Zitronensaft und die Heidelbeeren in die Masse geben und noch einmal mischen. Dann mit Sesamsamen bestreuen und servieren.

Zutaten (Eine Person)

70 g Quark (mager)
30 ml Sahne
1 Nektarine
1 EL Olivenöl
20 g Hanfsamen

Die Nektarine wird zuerst gewaschen, entkernt und zerkleinert. Dann die Nektarine, den Quark, die Sahne und das Olivenöl in den Mixer geben und gut mischen. Den Hanfsamen dann über die Creme streuen.

**Apfel-Birnen-Mix**

Zutaten (Eine Person)

1 Apfel
1 große Birne
25 g Mandeln
200 g Joghurt (1,5%)
1 EL Leinöl
½ TL Zimt

Den Apfel und die Birne bitte waschen und klein schneiden. Die Mandeln werden zerhackt. Nun geben Sie alles in eine Schüssel und rühren den Jogurt mit dem Leinöl unter. Dann noch Zimt darüber streuen und servieren.

Zutaten (Eine Person)

2 kleine Bananen
400 ml Milch (1,5 % Fett)
1 TL Leinöl
1 TL Zimt
1/2 TL Curry
20 g Leinsamen
10 g Hanfsamen

Zuerst schälen Sie die Bananen. Dann schütten Sie die Milch zusammen mit den Bananen in den Mixer und mischen gut durch. Es folgen Zimt Curry, Leinsamen und Hanfsamen. Noch einmal kurz vermischen.

**Erdbeeren-Quark**

Zutaten (Eine Person)

150 g Erdbeeren
120 g Quark (mager)
etwas Wasser
2TL Joghurt
Zitronensaft
Minze

Die Erdbeeren müssen gut gewaschen werden. Dann den Quark mit Wasser und Joghurt vermischen. Anschließend etwas Zitronensaft und die Erdbeeren in die Masse geben und noch einmal mischen. Dann mit Minze garnieren und servieren.

Zutaten (Eine Person)

150 g Brombeeren
120 g Quark (mager)
etwas Wasser
2TL Joghurt
Zitronensaft
20 g Sesamsamen

Die Brombeeren müssen gut gewaschen werden. Dann den Quark mit Wasser und Joghurt vermischen. Anschließend etwas Zitronensaft und die Brombeeren in die Masse geben und noch einmal mischen. Dann mit Sesamsamen bestreuen und servieren.



Zutaten (Eine Person)

70 g Quark (mager)
30 ml Sahne
100g Himbeeren
150 g Wassermelone
1 EL Olivenöl
20 g Hanfsamen

Die Himbeeren werden zuerst gewaschen und zerkleinert. Die Melone schneiden Sie auf und schälen das Fruchtfleisch mit dem Löffeln heraus. Dann die Himbeeren, Melone, den Quark, die Sahne und das Olivenöl in den Mixer geben und gut mischen. Den Hanfsamen dann über die Creme streuen.

# Nahrungsergänzung

Zunächst ist es empfehlenswert, den aktuellen Vitamin - bzw. Vital-stoffspiegel feststellen zu lassen. Oft leiden erkrankte Menschen unter Vitalstoffmangel. Den gilt es natürlich auszugleichen.
Betroffene profitieren von zusätzlich zugeführtem Vitamin C, höher dosiertem Vitamin B Komplex, Vitamin D und Probiotika, die auf Dauer Entzündungswerte durchaus senken können.

Curcumin kann ebenso nützlich für Erkrankte sein. Es hemmt wirksam Entzündungen im Körper.

*Folgende Dosierungen können nützlich sein:*

Vitamin C: 1000 mg pro Tag
Vitamin E: bitte mit dem Arzt absprechen
Vitamin D: bitte mit dem Arzt absprechen
Vitamin B: stärkeres Kombi Produkt
Zink: 20 mg pro Tag
Kupfer: 1 mg pro Tag
Selen: 100 ug pro Tag
Curcumin: 500 mg (Extrakt)
Omega 3 Fettsäuren: 3 g pro Tag.

Diese Werte stellen nur eine grobe Orientierung dar. Je nach Patienten, kann die eine oder andere Dosierung variiert werden. Natürlich sollten Sie stets auf eventuelle Reaktionen achten, welche durch zugeführte Nahrungsergänzung entstehen kann.
Und: Teilen Sie Ihrem Arzt mit, dass Sie Nahrungsergänzung zu sich nehmen. Er sollte es wissen und kann Wechselwirkungen mit eventuell zusätzlich konsumierten Medikamenten ausschließen.